The Excruciating History of Dentistry

Toothsome Tales & Oral Oddities from Babylon to Braces

牙医学的痛苦历史

巴比伦时代至矫正器时代的牙科轶事

（美）詹姆斯·温布兰特 (James Wynbrandt)　著
吴凡　译

暨南大學出版社
JINAN UNIVERSITY PRESS
中国·广州

广东省版权局著作权合同登记号：图字 19－2017－007 号

图书在版编目（CIP）数据

牙医学的痛苦历史：巴比伦时代至矫正器时代的牙科轶事／（美）詹姆斯·温布兰特（James Wynbrandt）著；吴凡译．—广州：暨南大学出版社，2017.12
书名原文：The Excruciating History of Dentistry: Toothsome Tales & Oral Oddities from Babylon to Braces
ISBN 978－7－5668－2276－5

Ⅰ.①牙…　Ⅱ.①詹…②吴…　Ⅲ.①牙科学—医学史　Ⅳ.①R78－09

中国版本图书馆 CIP 数据核字(2017)第 299395 号

牙医学的痛苦历史：巴比伦时代至矫正器时代的牙科轶事
YAYIXUE DE TONGKU LISHI: BABILUN SHIDAI ZHI JIAOZHENGQI SHIDAI DE YAKE YISHI
著　者：（美）詹姆斯·温布兰特　译　者：吴　凡

出 版 人：徐义雄
责任编辑：姚晓莉　李　鹏
责任校对：苏　洁
责任印制：汤慧君　周一丹

出版发行：暨南大学出版社（510630）
电　　话：总编室（8620）85221601
营销部（8620）85225284　85228291　85228292（邮购）
传　　真：（8620）85221583（办公室）　85223774（营销部）
网　　址：http://www.jnupress.com
排　　版：广州市科普电脑印务部
印　　刷：佛山市浩文彩色印刷有限公司
开　　本：787mm×1092mm　1/16
印　　张：10.5
字　　数：212 千
版　　次：2017 年 12 月第 1 版
印　　次：2017 年 12 月第 1 次
定　　价：38.00 元

（暨大版图书如有印装质量问题，请与出版社总编室联系调换）

译者的话

十年前，当我从事口腔专业工作已三十余年之时，因苦于对本专业历史的一知半解，想知其来龙去脉，便开始搜集有关牙医学历史的资料。在 2014 年一次偶然的机会中，获得了詹姆斯·温布兰特的《牙医学的痛苦历史：巴比伦时代至矫正器时代的牙科轶事》一书。浏览了一下后颇觉有趣，我便试着翻译了几段，谁知一发不可收地完成了全书的翻译。

詹姆斯·温布兰特的著作涵盖流行音乐、政治幽默和遗传性疾病等方面。他还为电视台、广播台和剧院写过作品。温布兰特先生博览群书，学识渊博，所写著作深入浅出，通俗易懂，写这本书时旁征博引，信手拈来。他还是一位历史学家，著有《沙特阿拉伯史》《巴基斯坦简史》《飞行高度》《遗传病与出生缺陷的百科全书》等书籍。可是他毕竟不是口腔专业人士，凡书中涉及口腔专业术语时，其表达略显单薄，有些不够精准。例如，在他的书中出现的“牙龈下的口袋”，在口腔专业术语中叫“牙周袋”，恐怕他压根儿就不知道有这么一个术语。有的地方甚至还有错漏和笔误，不过这些都无关紧要，毕竟瑕不掩瑜。

今天的牙医学和过去的不可同日而语，技术不断创新，日新月异。在牙医学/口腔医学的体系中，又分有多门专科，各个专科均有造诣很深的泰斗或掌门人，桃李满天下。然而，又有多少人知道我们赖以生存的这个职业的凄美历史呢？王国维（1877—1927）说：“治科学者，必有待于史学上之材料；而治史学者，亦不可无科学上之知识。”

本书以科普的形式，将长达数千年的牙医学历史娓娓道来，幽默诙谐，嬉笑怒骂，引人入胜。

吴凡

2017 年 5 月

前　言

独特的高速滑奏在背景音乐中逐渐拉高，特有的消毒剂气味混合着汽化了的牙釉质味儿。电影《马拉松人》的情节萦绕在脑海中，其惊悚甚至能让括约肌紧缩。欢迎来到牙医诊所，来感受一场视觉、声觉、味觉和感觉相融合的体验，让我们共同唤起普鲁斯特式那地狱般的回忆。

当患者坐在活动躺椅上时，即置于史密森协会的牙科椅，是在原来椅子基础上发展而来的最新款，有了这最新款的椅子，他们应该感到幸运。如果他们预约早一点的话——据说，若在20世纪的上半叶——他们有可能已经被危险的辐射害惨了，其中有些人为了保证身体健康甚至还拔掉了健康的牙齿。由于时序安排的冲突，如果将看牙齿往前推进几个世纪，患者可能会遭受那些名义上的缓解疼痛措施的影响，他们可能会流血、起水泡或被灼伤。或许牙医也吸入了过多的砷，或许牙医推荐用尿液冲洗牙齿，或许患者会发现自己在欢乐的人群面前表演，因为他们任由拔牙者摆布，这些不诚实的医生是这姗姗来迟的高尚职业的前辈。

这些因为钻头而哀号的人们，心怀恐惧的人们，在守护神阿波罗尼亚的庇护下，他们不再恐惧。今天他们面对的只是短暂的不适，而不是过去的那些牙科保健者们再三施予的毁容般的痛苦。从昨天的无知、误解和迷信过渡到今天的文明，这是一个长期、缓慢且充满痛苦的过程。虽然这血腥的课题和暴力的演变也许会使人感到不适，但我可以做一个关于阅读这本书的承诺，在专业治疗中：这一点儿也不疼。

目　录

第一章　恶魔、蠕虫和多余的体液

——古时候造成牙齿问题的疑似原因及其恐怖治疗方法

牙医学在古代称为愈合艺术，其真正的起源不得而知，但关于牙医学的传说却充满了神秘和痛苦。众所周知的是，在大部分的时间里，牙医学一直是由技术拙劣的牙科从业者实施，一些人旨在治愈患者，而另一些人却唯利是图。对于牙病患者来说，不管什么样的治疗，其治疗结果几乎大同小异。牙病的治疗历来就充满着血腥和野蛮，而且没什么作用，如果说有什么方法可以减轻这种痛苦，那可能就是承认其他生物也和人类一样遭受了牙病以及各种各样的口腔疾病的折磨。

牙列缺损早在数亿年前就折磨着生物们。在俄亥俄州被淹没的泥盆纪海中，科学家们发现了一块2.5亿年前的化石，上面记载着最古老的创伤性牙齿。这个长约20英尺，像鱼一样的生物化石，曾经忍受着其犬齿状牙齿磨损所造成的痛苦，导致下颌无法自然合上。我们只能推测某种巨大的力量造成了这种伤害，想想要是在今天，得花多少钱才能医治它呀!

牙周病出现的证据可以追溯到1亿年前。古生代二叠纪的化石表明，已有细菌曾入侵牙周组织（包括牙龈和牙骨，其主要功能是支持牙齿骨骼，尽管这例化石的牙龈早已腐蚀）。

同样，早期的龋齿证据，可以追溯到白垩纪时期的食草恐龙的牙齿。这一时期的鱼类同样也经历过一个类似龋蚀的破坏性过程。

我们可以推断出，牙周病（细菌导致牙周组织破坏）曾经在新生代中新世的大地上蔓延着。这个时期的一块三趾马的下颌骨清晰地表明了龋蚀的迹象。强大的乳齿象也有牙病，骆驼、洞熊和大多数时代已确定的其他物种的化石遗存也存在同样的疾病。之所以强调古老动物所面临的潜在牙病的严重程度，是因为在洛杉矶拉布雷亚沥青坑中发现了一例剑齿虎阻生智齿。

当剑齿虎陷入沥青中，深陷痛苦时，历史期待着它能留下其存在的口腔问题和缺乏治疗的确凿证据。

穴居人和龋洞

早期人类免于蛀牙的痛苦是因为他们的饮食中没有精制糖，所以龋齿比较罕见。然而，牙痛和其他牙科疾病却很多。大部分的问题来自牙齿的过度磨耗，是在强壮的下巴肌肉和掺有沙子、泥土的粗糙饮食，以及碗中沙砾的共同作用下导致的。所有史前文化的牙齿遗迹都存在这种过度磨耗的现象。从一个寿命相对较短的穴居人来看，在他们生命的后期，牙齿过度磨耗会导致牙髓暴露。从化石中还可发现严重的牙龈炎（牙龈疾病）所致的骨缺失情况。

随着人类文明的兴起，富人和穷人的饮食差异显现出不同的牙齿状况。通常，穷人的口腔健康，富人却有一口烂牙。因此，不管是否是由磨耗或龋蚀引起的，牙痛在历史上一直是人类的主要牙齿疾病。

然而，当牙齿健康时，一切都非常美好。人们普遍认为牙齿具有非凡的治愈能力，健康的牙齿代表着年轻。在世界各地的文化中，牙齿健康是健康生活的表现，它们是不朽生命力的象征。牙齿在魔法中扮演着重要的角色，并且是人体最容易损坏的器官。由于牙齿残缺，有些人一直尝试着美容锉牙和镶牙，比如澳大利亚原住民、蒙古人、非洲人、巴布亚人、马来人、美洲印第安人、阿兹特克人和玛雅人。

智慧的所罗门王①曾赞扬示巴女王②的牙齿："你的牙齿像一排洗得白白净净的羊群。"著名的罗马诗人和作家曾赞美牙齿就像女人美丽的资产和演说家的措辞，但是同时他们也讽刺了对牙齿的过于关注。

我们可以假设牙医学最初是以其他形式的医学存在的，如由一名祭司阶层的成员使用咒语、祷辞和护身符去治疗牙齿。谁是第一个尝试这个新生的愈合艺术的人呢？历史学家泰勒③写道："答案笼罩在沿着金字塔和其他早期文明遗物的古代历史的迷雾中。"事实上，很少有人知道牙科历史，直到最近它才成为一个人们感兴趣的话题。第一个用英语写的有关这个主题的记述，出现在 20 世纪出版的由文森佐・圭里尼所著的《从远古时代到 18 世纪末的牙医学史》一书中。牙科相关的准确记录和文献十分稀有，现有的记载还存在许多疑点。

根据历史的记录，早期的药膏和其他自然疗法发挥了一定的作用；随着对精神领袖的依赖，牙医学发展成为一门"经验"医学，其从业人员一直探寻着自然世界的奥秘。

如果要拔牙，就直接简单地把它敲掉。把一块硬木、石头或其他坚硬的物体放置在患牙上，并用一块岩石或其他像锤子一样的物体撞击它。任何人在任何地方做这些事都一定会引起轩然大波。"人们讨厌别人从他的嘴中把那有用的装饰器官（牙齿）夺走，"伯恩哈德・温伯格在他的开创性的牙医学著作《正畸学的起源和进化的历史回顾》（1926）中说道，"虽然他们承认为了治疗这么做是必要的，但他们依然不会感谢操作者。"

---

①所罗门王是犹太民族历史上最伟大的君王，也是世界上最传奇的君王之一。

②示巴女王是圣经记载的第一位女王。耶稣基督称她为南方女王。

③泰勒（J. A. Taylor），英国的历史学家，关注 19 世纪和 20 世纪欧洲的政策问题。

世界各地的文化都将牙痛归结为三个因素：牙齿恶魔、蠕虫以及体液（液体）。恶魔是邪恶的神灵，由神派来或者说是由敌人的符咒唤来的。蠕虫很小，是像蛆虫一样的生物。体液是人体内的珍贵液体，如果体液不平衡，可能会导致一系列的健康问题。由此产生的治疗方法通常是残酷的、恐怖的，甚至于致命的。当回顾这些人类痛苦的治疗历史时，人们宁愿把耳朵塞住。

治疗牙痛的黏土片

“吃一片药，早上来看牙”是巴比伦牙痛患者可能得到的建议。根据记录，巴比伦人早在公元前5000年就已经在和牙痛作战了，他们将相关治疗情况用楔形文字记录在了泥板上。

从尼尼微的亚述巴尼拔图书馆和亚述、尼普尔以及乌鲁克等地的图书馆所获得的资料来看，巴比伦人把牙痛原因归咎于牙齿恶魔与蠕虫。最初人们认为蠕虫钻入了牙齿，后来人们又认为蠕虫自发产生于牙面从而引起龋蚀。

库达努的儿子拿布拿蒂尼尔布把一个关于蠕虫的故事刻在了治疗板上。“传说中的蠕虫”为缓解牙痛提供了方向，即祈求地狱神艾阿和天堂神阿奴消灭蠕虫。通过讲述这个生物的历史并念相关咒语达到缓解牙痛的目的，内容如下：

阿奴造天，天又造地。地造江河，河造水渠。水渠泛成沼泽，沼泽滋生虫蛆，虫蛆垂头丧气，晋见沙马什神。抬头又见艾阿，竟至泪下如雨。“叩问大神，欲赐我以何饮何食？”“无花果干，外加蟠桃仙杏！”“什么蟠桃仙杏！于我何益？莫非要把我高高举起，一命归西，葬身于牙间齿隙！”“欸，小牙虫，你言中了。这就让艾阿以重拳把你击毙，送你归西。”

还要把捣碎的天仙子拌上乳香放在牙齿上，然后把这个咒语念诵三遍。

牙痛患者也可直接通过祈祷来缓解牙痛：

哦，沙马什神，因为我的牙齿伤害了我，一些我没有提供食物和水的鬼神很生气……祈求你能帮我把它尘封起来，像蛾子的牙齿伤害不到它一样，我的牙齿也不会伤害我。

那些请愿写在黏土片上被挂在庙宇内，上面描述了自己的病症以及做过何事来治愈。祭司编译后将那些最重要的帖文收藏起来，这些汇编可以看作历史上第一部医学教科书。

一个题为“当巫师走入病人家里”的40篇帖文的汇编，列出了人体的各种症状、相应的疾病诊断和指南。其中有13个关于牙齿问题的诊断描述。虽然有些黏土片损坏了，但一个存留样本表明了牙齿在诊断疾病中占据的重要地位：

如果他的牙齿是深色的，疾病将持续很长时间。

如果他的一颗牙齿疼痛并伴有唾液流出……

如果他的牙齿是白色的，他会变得好起来……

如果他的牙齿挤在一起，他将会死去。

如果他的牙齿（脱落），他的房子（即整个口腔）将会倒塌。

如果他磨牙，疾病将持续很长一段时间……

如果他磨牙，并且手脚颤抖：月神之手，他会死的……

在搜寻到的粘土片上，我们发现了古代人对现在所知的磨牙症（磨牙）的治疗方法：

……取一块人类颅骨，在椅子上铺上一张苹果色的羊毛毡。将颅骨置于羊毛毡上。连续三日，早晚拿出来供奉，对着颅骨祈祷七次。病人祈祷完后要吻颅骨七次：照这样做，他的牙病就会治愈。

在脖子上挂个皮革袋，里面装些魔法石护身符是那一时代另一种受欢迎的治疗方法。然而，巫师面临着不断兴起的专业医师的竞争，因此他们一直积极地采取措施来对付蠕虫。这些专业医师凭着经验，常使用植物与自然物质相关的知识来进行牙齿问题的治疗。

约公元前 2250 年，医生用天仙子混合蜂蜡的方式在龋洞处烟熏“蠕虫”。他们会把这种混合物放在一块铁上加热，产生的烟雾通过漏斗直接喷向龋洞。这样处理后，天仙子和乳香粉末的混合物就可填充龋洞了。

大约在同一时期，《汉谟拉比法典》① 出现了，这是法律和医学相结合的第一次尝试。巴比伦伟大的统治者、医师和外科医师的名字，被镌刻在石柱上。法典的出现标志着法理医学的诞生。通过这部法典，我们了解到那个时代的理发匠会进行微小的外科手术，比如拔牙。法典建立了医师收费制度及对不熟练与不成功的治疗进行惩罚的制度。即使以今天的标准来看，法典对治疗不当进行的惩罚仍很严厉。《汉谟拉比法典》规定，“若手术不成功，致使患者失去了生命，外科医生的双手要被剁掉”。

法典中有好几条法令涉及牙齿，因此不可否认牙齿的重要作用。第 200 条和 201 条是对敲掉他人牙齿的惩罚条令。第 200 条为“如果有人敲掉了自由人的牙齿，他自己的牙齿也要被敲掉”。第 201 条为“如果一个人打掉了一个奴隶的牙齿，他要将自己一半的积蓄分给奴隶”。

---

①《汉谟拉比法典》（*The Code of Hammurabi*）是中东地区的古巴比伦国王汉谟拉比（约公元前 1792—前 1750 年在位）颁布的法律汇编，是最具代表性的楔形文字法典，也是迄今世界上最早的一部较为完整并且完整保存下来的成文法典。

《汉谟拉比法典》的颁布标志着远离迷信和巫师的进一步成功，这对医师有利。约公元前500年，历史学家希罗多德①访问美索不达米亚地区时，发现用药的并不是祭司而是一些非神职人员。

公元前第七和第八世纪的黏土片上显示巴比伦人还发展了医学体液理论，旨在恢复人体的体液平衡（在希腊人的定义中，体液包括血液、黄胆汁、黑胆汁、痰）。人们可以通过排便、排尿、出汗、流鼻涕来平衡体液，在某些情况下，泌乳也可起到驱除体内毒素的作用。

尽管牙痛被广泛关注且法律对牙科护理也给出了一套规定，但牙医学仍未达至规范程度；除了几例罕见的拔牙，没有证据表明巴比伦人进行过口腔修复活动。没有人去钻牙、填牙或换牙，人们也不知道桥牙和假牙，然而在牙科史学家看来所有这些都是文明的标志。

如同巴比伦人一样，亚述人和波斯人同样熟悉牙病，也曾采取过类似的治疗方法。然而，他们并没留下令人信服的证据，但他们达到了与牙体修复艺术发展相关的文明水平。

《圣经》里对牙医学知识几乎未曾提及。《犹太法典》虽然记录了古代希伯来人拔牙的事情，但同时对拔牙表示反对，故这本法典也几乎和牙医学没有联系。法典还建议患者把盐含在嘴里以治疗牙痛。牙齿的力量和荣耀都体现在其著名的格言里，“以眼还眼，以牙还牙”，还有很少引用的谚语，“如果主人打落了他仆人的牙齿，主人就要还他自由”。

公元第二至第六世纪的希伯来犹太法典中有关于牙齿蠕虫的记载。

急流与龋齿的土地

在古埃及遭受病痛折磨的列表里，有牙痛和牙周病。对木乃伊的检查表明，早在公元前2500年，贵族之中就开始经常出现龋齿和牙龈脓肿的情况了。埃及的上流社会中，从一个普通阶级晋升到上层阶级时，可能伴随着牙齿质量的下降。牙齿缺失是常见的，伴随着广泛的慢性化脓性牙周炎——牙周病的特征——底层骨的破坏是最常见的现象。

这些疾病的出现并不是因为缺乏护理。因为在那时贵族们要求仆人们像关注头发那样关注牙齿。牙齿清洁是晨礼的一部分，一般称为“漱口”，这是在早餐前一定要做的事。医生和专家无处不在而且受人尊敬，牙齿是重点关注的对象。早在公元前3000年，埃及就有约100个医疗专业，一半都与牙医学有关，牙科专家可能在那时就已经开始行医了。

公元前2600年左右，古王国第三王朝左塞尔国王时期，象形文字第一次记

①希罗多德（Herodotus，约公元前484—前425），伟大的古希腊历史学家，史学名著《历史》一书的作者，西方文学的奠基人，人文主义的杰出代表。

录了“一个人治疗牙齿的经历”。在古埃及石室坟墓或墓室内发现了五个木板，上面画着画像并写着“最伟大的首席牙医和医师”，这个医师就是赫斯—瑞。用象形符号即一只眼和一根水平的象牙来代替牙齿从业者（在“牙齿经销商”中也存在象形文字的证据，通常用类似于交易头发的人的符号来表示）。

除了首席牙医外，赫斯—瑞还是王冠的警卫和皇家记录的主管。从对赫斯—瑞和其他埃及牙医所授予的荣誉称号来看，牙医是受人敬重的。例如，胡瓦不仅是首席牙医，还是“红褐色内脏的艺术诠释者”和“肛门守护者”。

尽管牙医们受到了尊重，但他们提供的治疗方法也很有限。他们可以稍稍减轻口腔疾病的痛苦，却没有留下关于拔牙、制作义齿或更换失牙的记录。因此，没有令人信服的证据表明，在当时尼罗河口已出现口腔修复。

像巴比伦人一样，埃及人也相信他们的苦难受神灵主宰。护身符、魔法、咒语和祈祷是治疗方案的一部分，就像各种泻剂、灌肠、放血、利尿、发汗解表药（增加排汗）和咀嚼剂（咀嚼以增加唾液分泌）等。

他们写的口腔疾病像“火嘴”“血食”（认为是坏血病的变体）“尤克西达”（uxeda）和“牙齿内斑纳特水泡”（后两个最有可能是脓肿或肿瘤）。疗法本身可能是危险的，如用药西瓜[①]溶液冲洗。把未成熟的药西瓜的果肉制作成药，这种强力毒药是一种泻药。现代文献记载“药西瓜溶液药性剧烈，应禁止使用”，埃及牙医也是这么做的，但他们建议用“夜晚的露水”来稀释毒药。

在公元前2000年的中部王国里，合理的医疗理念取缔了巫术和迷信。但理性时代的存在很短暂。约公元前1800年，当埃及的权力开始下降时，人们开始相信神灵是疾病的统治者，因此牙痛的恶魔再次席卷牙科领域。

约定俗成的纸莎草书

早期大多数埃及人对牙科艺术仍然是未知的，就像突然从沙漠中冒出来的狮身人面像或齿状金字塔一样神秘且深不可测。它们的秘密直到1862年才大白于天下，当时德国考古学家乔治·埃伯斯正在探索底比斯卫城，他在一具损坏了的木乃伊的大腿骨之间，发现了奥秘——埃伯斯纸莎草书。该纸莎草书写于大约公元前1500年新王国的早期（公元前1552—前1069），21米长的纸莎草书汇编了大约从公元前3500年至公元前1500年的医疗知识和牙科知识。整本书采用的是僧侣体[②]而不是烦琐的且有限的象形文字，它描述了祭司的700种治疗方法。埃伯斯纸莎草书对埃及人熟悉的口腔病理学——炎症、牙龈脓肿、牙髓炎都进行了

①药西瓜，一种藤本有毒的植物，因为其所有部位有毒，可做杀虫剂，中毒后有头痛、腹泻的症状。
②僧侣体（hieratic）是古埃及时期书吏用来快速记录的手写体，与同一时期发展的圣书体有密切的关系。

讨论，因而被称作愈合艺术的罗塞塔石碑①。

埃伯斯描述的11种牙科治疗方法，主要包括打石膏、漱口、咀嚼和念咒语。牙齿松动、牙龈溃烂和口腔病也都得到了显著的关注。

首先提到的一种治疗方法是绑紧牙齿；将阿米粉、黄赭石、蜂蜜混合在一起，然后用此填充牙齿。

还有一种治疗牙齿的方法是：将孜然、乳香捣碎，然后放在牙齿上。

一种紧固牙齿的方法：将乳香、黄赭石、孔雀石捣碎，然后放在牙齿上。

一种针对牙龈萎缩和使牙龈再生的方法：将牛奶、鲜枣、甘露以及收集到的夜间露水混合，漱口九（天）。

在古代，乳香和没药，除了作为生日礼物进献给国王外，在治疗牙痛方面和其他医学方面也具有重要价值。两者在埃伯斯纸莎草书中都被提及过。乳香是乳香树的树脂，来自希伯来语“lebonah”。

没药是没药树的树胶，虽然没药的药用价值值得商榷，但截至1951年底，第十版权威的《药理学和牙科治疗学》中列出，没药主要用作芳香剂。

埃伯斯纸莎草书描述了很多关于牙痛的缓解剂，其中还提到了制成鸦片的罂粟，以及蓖麻、炉甘石、香菜籽和砷剂。有一种用于萃取膏药的处方是那个时代典型的自然疗法：“烹煮妇人的血液，并把它掺进油中，然后杀一只鼹鼠，烹煮，挤干水放入油中，然后与掺入牛奶的驴粪混合在一起，念着合适的咒语把这些混合物涂抹在患处。”

并不是所有的药物都需要这些奇异的成分。另一个极力推荐的通用治疗法很简单：“用冲洗过阴部的水来冲洗患处。”

在发现埃伯斯纸莎草书的同时，还发现了埃德温·史密斯外科纸莎草书，据估计，其年代比前者还要早约七十年，它对咒语和奇怪的处方不屑一顾，反映出了当时的理性主义。它记载的牙痛治疗方法包括把像泥一样的石膏涂到患处，调制出适合口腔的成分，如面团、蜂蜜、茴香和洋葱。它还提及与整形牙医学相关的知识，记载了下颌骨脱臼的治疗方法：

将你的大拇指顶住
口腔内下颌骨的两侧。
左右手其余各指
置于下巴下，
向后拖拽，
使下巴复位，
用布带绑好，直到康复。

---

①罗塞塔石碑是一块同时刻有古埃及象形文、古埃及草书以及古希腊文三种文本的玄武岩石碑，是解密古埃及文的钥匙。由于其知名度，“罗塞塔石碑”也被用来暗喻要解决一个谜题或困难事物的关键线索或工具。

纸莎草书的发现增加了人们对埃及法老时期牙医学的认识，这也许有助于促进20世纪好莱坞时代的影像发展。人们可看到波利斯·卡洛夫在一系列木乃伊的电影中生活得极其艰难，他披着一套亚麻衣服，欣喜地发现了柏林纸莎草书中的治疗方法可以帮助缓解他的牙痛：

十二炷香燃烧产生的烟雾“whidu”，可用于治疗牙痛。柳树的叶子和硅镁带植物的干叶在神秘的液体中被细磨并喷上甜酒。然后将其熏蒸，患者便可用它涂抹患处。

虽然我们无法查证whidu和神秘液体究竟是什么，但埃及人喜爱熏蒸是有据可查的。人们关注于身体的各个部分，熏蒸剂还通常用来治疗各种口腔、肛门和阴道疾病等。

希罗多德访问埃及时说“埃及有大量的医生，一些人负责眼疾，一些人负责头部，一些人负责牙齿，一些人负责肠病，然而却有许多疾病没有治愈”。尽管希罗多德的声誉可能影响他记述的可靠性，但不容置疑的是那个时代的埃及牙科专家们一直在忙碌着。上层阶级的口腔疾病蔓延到了普罗大众。在托勒密王朝时代（公元前320—前30）龋齿频繁地爆发于平民间。当埃及人的口腔健康水平急剧下降时，他们的文明也跟着衰退了。

东方拔牙

古代中国人十分熟悉牙痛以及龋齿。作为一个对口腔疾病有较早研究的国家，中国人对口腔疾病的认识要比同时期大多数的其他国家都深刻。

人们通常把中药的起源归功于黄帝。他的著作《黄帝内经》，或称为医学的经书，据说写于大约公元前2700年，虽然现代使用的版本直到第三世纪才发表。神农氏（公元前3700年）也把东方医药推向了受人尊敬的地位，他更关注于牙齿。他的《本草经》关于医学治疗的编目十分丰富（在20世纪50年代中期已经修订过并再版）。他推荐漱口水、按摩、用草药以及泻药和针灸来缓解牙痛。

中医文献认为牙痛有9种不同的类型，伴随7类牙龈疾病。造成龋洞的蠕虫理论可以用以解释空心齿和虫蛀，体液理论可说明龋洞的原因。有记载显示，中国古代的一些医学专家认为，口腔疾病是由“房事过度引起的”。也许这是体液理论的一个分支，生命体液的大量消耗或不平衡是致病因素。

牙痛治疗过程充满了理性和怪诞。有治疗方法建议人们“烤一点大蒜，混入切碎的山葵种子或硝石，用人奶制作成团，捣碎置于牙齿之间；制成药丸然后塞入患者感觉疼痛部位的对侧鼻孔里”。

如果疼痛持续，将含砷的小药丸放在牙齿附近可以缓解疼痛，但这种方法有可能将牙髓神经、周围组织甚至病人一同杀死。

针灸是另一种常用的治疗方法，它可治愈各种疾病，而且针灸还是中国牙科和口腔手术中所采用的最古老的方式。人体有388个地方可作为针灸的穴位，其中有26个穴位可以缓解牙痛。

牙科美容也付诸实践过。马可·波罗在1295年出版的畅销书《马可·波罗游记》中写道：在华南的某个地方，“这里的男人们和女人们有在牙齿上镶金箔的习俗，金箔非常精密地贴合在牙齿上，可持久不脱落”。

日本的牙科技术与中国的技术很相似，在治疗牙痛方面，他们倾向于用艾灸以毒攻毒：在患病部位用点燃的艾绒或大量的棉花、羊毛和其他可燃物烧灼发炎的口腔组织。据说在日本，医生直接用手拔牙；他们通常采用将木钉打入木板上的孔洞的方法来进行练习。

寻找牙科天堂

公元前4000—前3000年间，在蜿蜒崎岖、锋如齿状的喜马拉雅山脉，存在着另一种牙科发展的先进文化。这一时期出现了古印度神圣的梵语著作《吠陀经》[①]。其中的《生命的科学》，包含印度医学史以及口腔解剖、病理、治疗和卫生方面的牙医学论文。牙齿蠕虫在这些神圣的著作中也有出现，而直到约公元前1000年，埃及的阿纳斯塔西纸莎草书中才出现类似的对付蠕虫的咒语。

《毗湿奴吠陀》——取名于印度教神殿的上神——在第61章详细地描述了清洁牙齿的各种方法。首选的工具是一种叫作“丹塔卡什塔”（dantakashtha）的工具，它用各种芳香灌木树枝或小树枝的树根制成。牙齿清洁仪式极其庄重细致。

这个时代的印度牙外科医生用香茅治疗upa kusa（即现代所说的牙周炎，常伴有脓性物质的排放）。“克里米—丹塔”（krimi-danta），像龋齿一样也为人们所熟知，人们常用它来治疗和拔除牙齿。洗牙是另一项服务。专业紧固牙齿的宝石匠，试图把松动的牙齿加固。总的来说，那个时代的拔牙工具和其他牙科器械被称为“令人惊讶的现代雕塑品”。

在公元前15—前6世纪之间的雅利安人入侵时期，苏斯鲁塔创作了《苏斯鲁塔文集》，这部不朽的著作成为印度医学的基础教科书。苏斯鲁塔总结了65种口腔疾病，并且对每一种疾病都精确地作了分类。作为一个早期口腔卫生的倡导者，他赞同《吠陀经》中的刷牙建议，即“早晨起来要刷牙。牙刷应该是不带结的新鲜树枝，长约12指[②]，粗如一根小手指”。

书中还建议要每天使用由蜂蜜、油和其他成分制成的一种清洁膏。此外还描述了各种手术器械，包括拔牙钳。

---

①《吠陀经》是印度最古老的文献材料，主要文体是赞美诗、祈祷文和咒语，是印度人世代口口相传、长年累月结集而成的。

②指，在此做量词，表示一个手指的宽度。

深思印度神圣的牙科遗产，我们就越发觉得神圣的印度教神殿里的多臂神已经暗示了现代牙医做牙科手术时手忙脚乱的情景。

神圣的牙齿

在次大陆①的今天，牙齿一直是原始动力以及生命力的象征。“神圣的佛牙所导致的无休止的战争和漂泊正体现了这一点”，这个观点来自令人尊敬的历史学家、学者和《牙科年表》的作者赫尔曼·普林兹博士。

印度南部的斯里兰卡康提佛牙寺，戒备森严，寺内有着最神圣的遗物之一——“匹拉卡拉”（perakara），它被放置在七个银首饰盒中最底层的盒子中。“大象节”期间，人们将佛牙取出，并于满月时参与盛大的游行，它由100头大象运载，穿梭在街道上。

20世纪初的斯里兰卡（后来叫锡兰），是首批环球航行向公众开放的港口之一。牙医安伯勒在航行中，获邀见到了圣物。他在《世界各地的牙医学》中对这颗牙齿做了详述——一颗周游世界的牙齿——书中说这枚牙齿“大约三英寸长，相对较厚。根据目前的人体解剖知识，人类不可能长出这样的牙齿”。

关于这颗牙齿的历史说明了它的不合常理之处。传说，大约在公元360年，羯陵伽国的公主把这枚牙齿隐藏在她的发髻里从印度带到了岛上，因而触发了一千多年的暴力战争。一千年后，在1315年，马拉巴尔人成功地解救了圣物，护送其回到了印度。过了不久，巴胡三世又把它偷了回去。

大约在1500年，葡萄牙人征服了锡兰，并获得了这枚牙齿。为了防止再次发生流血冲突，他们把它带到了印度果阿邦，在总督的见证下，大主教将其焚毁，并将它的粉末撒进了大海。

可汗魏克拉玛·阿胡并未因失去宝物而悲伤不已，他用一个褪了色的象牙，简单制作了另一枚有二十倍人类牙齿大小的牙齿，并将其安放在宫殿内。因此安伯勒博士的评价是正确的：它既不是圣物佛牙，也不是人类牙齿，但这一个众所周知的事实，无法打消信徒的虔诚心理。

佛陀的第二枚牙齿属于中国。1996年，佛牙被租借到缅甸，在军政官员经常光顾的佛教庙宇卡巴耶寺里展出。每天成千上万的朝圣者排队参观宝物。当两枚炸弹在寺庙内爆炸时，佛陀倡导的寂静精神遭到了亵渎。政府指责不明身份者试图将圣物毁坏，是为了破坏缅甸与其最大的军火供应商中国之间的关系。虽然爆炸导致五人死亡，但宝物牙齿却完好无损。

西方牙医学之源

在基督诞生之前的第一个千禧年②，意大利出现了牙齿的先进文明。在那里

①次大陆（subcontinent），指一块大陆中相对独立的较小组成部分。地理意义上的次大陆一般由山脉、沙漠、高原以及海洋等难以通过的交通障碍同大陆的主体部分相隔离。

②千禧年又名千福年，其概念源于基督教教义，可以简单地理解为一千年。

出现了人工牙填补缺牙部位的迹象。在这个病例中，牙桥部分采用了假体装置。在黎巴嫩的西顿，发现了这种装置的遗存，表明航海的腓尼基人可能已经了解假牙装置。但直到约公元前 1000 年—前 400 年间，占据了现在的托斯卡纳山的一个小国家的伊特鲁里亚人，才留下了使用这一技术的第一个确凿的证据。

邻居罗马却对假牙毫不知晓。从牙科的标准来看，伊特鲁里亚人创造的金线环绕牙桥和天然牙是非常先进的，其被称为“早期人工牙最伟大的贡献”。如今，口腔中镶嵌的桥牙都是它们的“后代”。牙桥是当牙齿缺失时，镶嵌在牙床上的假牙。顾名思义牙桥需要邻牙来做桥墩。

即使是古希腊人也没有达到这一熟练的修复程度。当身体不适时，早期希腊人通过寻求魔法和祈祷来治疗疾病，通常在庙宇内向医药之神阿斯克勒庇俄斯祈祷。他是阿波罗的儿子，但他的血统有些混乱。西塞罗提到有三位神祇共用“Aesculapius”（医药之神）这个名字。据说有一个是阿斯普斯的儿子，这位医神教会了人们拔牙和放血。还有一个是塞萨利的领袖阿斯克勒庇俄斯，荷马在《奥德赛》中将其描述为一个医术精湛的外科医生，他有着神圣的双手，在特洛伊的城墙上救助过受伤的希腊人。

随着时间的流逝，出现了越来越多的医神，越来越多的寺庙（专为病人和体质虚弱的人治病的寺庙）以他们的名字建立了起来。在这些寺庙中西方世界的牙医技术得到施展。其中，最著名的是科斯岛的阿斯克勒庇俄斯寺庙。公元前 460 年，这是古希腊的第八十届奥运会的第一年，西方世界的医学之父希波克拉底诞生了。在这片充满迷信、巫术和骗术的大地上，希波克拉底从中获得了大量的知识。

希波克拉底声称是塞萨利的阿斯克勒庇俄斯的亲属（据说是其第十七代传人），他呼吁医药应脱离巫术和祭司，从此迈出了西方医学世俗化的第一步。希波克拉底认为疾病并非神灵所致，他拥护体液理论并阐明了身体中的四种液体是引发疾病的主要因素。气动理论在体液基础上增加了热、冷、潮湿和干燥原理，帮助确定一些疾病的病因：如由血液引起的肿胀。正是因为放血控制着这些体液和由此产生的疾病，因此成了标准的医疗操作，直到 20 世纪这种方法仍在沿用。

他的学说致使阿斯克勒庇俄斯寺庙走向败落，但大大促进了医疗“商铺”的发展，每间“商铺”根据不同的疾病提供不同的治疗方法。不久，医疗商铺遍地开花，成群结队的病人和体弱者纷至沓来。牙医学在西方作为一个独立的医疗方向，可能在当时，已经出现在某家商铺里了。

希波克拉底非常重视牙科系统的疾病，并写了大量关于牙齿和牙龈疾病的书籍。他认为导致蛀牙的原因一部分是由于个体的易感性，还有一部分是由于塞嵌在弱牙内的食物残渣发生了腐蚀作用。他建议用烧灼和收敛剂去除已经处于病态的体液。他还发明了用于拔牙的粗糙牙钳和其他牙科器械。

希腊人的拔牙实践象征着牙科艺术又迈进了一步，尽管该器械的名字听起来像来自《奥德赛》中的一个怪物名称："牙国公"（odontagogon）。据说该器具挂在特尔斐的阿波罗神庙内。它就像一个特大型号的钳子，由柔软的金属铅做成，据此可推断出古希腊人拔除的牙齿都是足够松动的（希波克拉底建议如果牙钳不能拔除牙齿的话那就不要拔这颗牙了）。然而，特尔斐牙钳只是一个模型，基于此用更硬的金属制作出较小的牙钳也是有可能的。

据历史记载，一些人认为希波克拉底可能是第一个利用"牙国公"来做拔牙手术的人。他还曾将口腔、脸部与健康联系起来。

他写道："那些头形长的人中，有些人脖子粗……有些人有着坚固的拱形上颚，牙齿长得不规则，有些挤在一起，他们常受到头痛和耳漏的困扰。"

然而，希波克拉底的牙科著作中也有错误。他认为男人比女人有更多的牙齿，正如一个史学家所说，这表明了他"没有进行口腔内的简单检查"。

亚里士多德（公元前384—前322）在他对自我与宇宙的调查中也涉及了牙齿。作为比较解剖学研究的创始人，他在《论动物的部分》中，用了整整一章来研究这个课题。尽管正如其标题所暗示的，所研究的牙齿是动物（猪）的而不是人类的，但这是关于口腔器官的第一个科学研究。亚里士多德介绍了牙齿的血液供应，以及拔牙程序。对于后者，他提出了牙钳的力学原理，指出"两杆的优势，具有单支点作用相反的意义"，这写于阿基米德发现杠杆原理的前100年。因此，跟希波克拉底一样，可能是牙齿激发了他成为解释这个简单工具的工作原理的第一人。不过，亚里士多德也认为男人的牙齿多过女人的。

牙齿箴言

罗马的辉煌反映在其上层市民的口腔内，他们的牙齿和义齿标志着古代世界的口腔护理艺术的巅峰。因修建公路、桥梁和建筑物的壮举而闻名于世的罗马人一样善于制造牙科器具。他们发明了黄金冠和固定松动牙的新方法，并选择了一系列的材料用于造假牙，比如骨头、黄杨树和象牙。

大量的罗马牙科制品得以幸存，尽管其主人往往被火化。这归因于尸体被焚化之前要取出假体装置，并置于骨灰旁陪葬的习俗。如果将这些装置扔掉，官员认为这是一种浪费，因为它们都是黄金做成的，同时罗马也渴望保证贵金属的供应。为应对这种需求，罗马在公元前450年制定了第一部法律——《十二铜表法》。该法规定："尸体不能有黄金陪葬；但是若尸体的牙镶了黄金，可以带着黄金埋葬或火化。"也就是说，贴在牙齿上的黄金没必要硬取下来，没有必要亵渎遗体。但任何可移动的用黄金制作的牙科器具在火葬和土葬前必须取出。该法律还规定，不管是敲下自由人或者奴隶的牙齿，都要受到处罚。这些法律是罗马的第一个牙医学记录。

到了公元1世纪，罗马的牙科病人已经能够选择专业的牙医师、拔牙匠或理发匠—外科医生①进行治疗了。这些专业医师的出现带动了就业的发展。医师们建议将清晨的第一泡尿液作为药用漱口水，且最好的漱口水是童子尿。因此，有历史学家认为，“撒尿的小家伙们可能就是今天牙医们的祖先”。

像希腊人一样，罗马人也拔牙。他们选择的是一种名为“dentiducem”的工具，其设计理念源于“牙国公”。拔牙匠熟知拔牙所有程序，而理发匠—外科医生则将市场局限在放血、水蛭疗法、拔火罐和牙齿整形上，所有的治疗方法都是内科医生采用过的。拔火罐是基于体液论的治疗方法，即将一个热杯子吸附在皮肤上，吸出瘀血。

在公元 1 世纪上半叶，奥鲁斯·科尼利厄斯·塞尔苏斯②开始了填充牙齿的工作。他通常将含有棉绒和铅的填充物置于要拔除的牙齿上，以防拔牙时牙齿碎裂。

作为医师和百科全书的编纂者，塞尔苏斯的著作大多与牙科相关。他认为牙痛和脓肿“可能是最让人备受折磨的病症”，他建议使用有麻痹作用的鸡尾酒进行插管治疗，这种鸡尾酒由肉桂、曼陀罗草、鸦片和海狸混合而成。他仅存的著作《论医药》共八卷，其中详细地记载了牙科疾病的治疗过程。虽然此书直到 1478 年才印刷，但到 20 世纪中叶，此书有了更多版本，其声誉超过了其他任何医学书籍。

塞尔苏斯认为口腔情况可反映身体的健康状况。他写道：“如果口腔溃疡发展成坏疽，必须首先考虑此人是否有坏习惯；如果有，必须先予以纠正，然后再进行溃疡的治疗。”

他还建议喝淡醋、吃收敛剂③、咀嚼梨和苹果来治疗溃疡。替代疗法不是很受欢迎，“然而当药物不能治愈溃疡时，必须要用烧红的烙铁烧灼坏的组织”。他还提到另一种治疗方法——使用砷剂。

塞尔苏斯建议在拔牙时将牙齿与其周围的牙龈完全分离，这种方法在没有麻醉的年代会给病人带来巨大的痛苦。用手指或有细长喙的牙钳④钳住牙齿摇晃至松动再拔出。这种做法可能会导致严重大出血甚至颌骨粉碎，因此还要在牙龈处切一个大切口来清除这些骨头碎片。据塞尔苏斯说，其恢复过程通常需要 14 到 21 天。

---

①现代外科学开创于 19 世纪末，起先经常由受过培训的理发师代理执行手术——即所谓的“理发匠—外科医生”（barber-surgeon）。

②奥鲁斯·科尼利厄斯·塞尔苏斯（公元前 25—公元 50），把希腊人的知识和学问收集在一起，并简要地介绍给罗马人，使他们分享到这些成就。他用漂亮的拉丁文写了八本书来介绍希腊人的知识，这使他最终获得了“医学上的西赛罗”之称号。

③收敛剂：能沉淀组织内部分蛋白质而促使组织皱缩的药物，有消炎退肿的作用，用于治疗皮肤黏膜炎症。

④该牙钳是由希腊人的“牙根钳”（rhizagra）发展而来的。

牙齿蠕虫进入西方

大约在公元 41 年，斯克利邦尼·拉各斯[1]将牙齿蠕虫正式载入他的著作《医学概论》里，这本著作是西方世界的第一本药典。拉各斯继续向人们传播着蠕虫会引起龋病和牙痛这种说法。此说法一直存在于中世纪西方的主流牙科理论中。

拉各斯还对那个时代的标准治疗做了记录：吸入莨菪类种子或天仙子炭烧后的烟雾，这些烟雾会致使蠕虫从牙齿脱落。并非巧合的是天仙子还是一种麻醉剂。因此，这些蒸汽可以减轻疼痛，其催眠效果可能掩盖了莨菪类种子的真实作用，它燃烧后，留下了类似于蠕虫的灰烬。这些遗存证明了蠕虫的存在，还因此发现了有效的驱虫方法。

拉各斯还是第一个描述用罂粟花苞制作鸦片的人。作为皇帝克劳迪厄斯的御医，他还留下了米萨莉娜的口腔卫生记录。米萨莉娜是克劳迪厄斯的妻子，以贪婪的性欲而臭名昭著。拉各斯声称，她的牙粉是用阿斯克勒庇俄斯岛的乳香、硇砂（氯化氨）和煅烧的鹿角制作而成的。牙粉的耐磨性毫无疑问，但是其中的鹿角成分被誉为催情剂，或许这就是米萨莉娜嗜好性刺激的原因。如果是这样的话，那么历史学家在记载时有必要加上牙粉这一因素，以澄清皇室的道德。

百科全书的编纂者盖乌斯·普里尼乌斯·西坎杜斯，也称普林尼（公元 23—79 年）将大量的错误信息加进了西方的牙科理论中。也难怪，他的记述引起了人们的怀疑，但当时普林尼引用的报道，却说得很有道理，如下所示：

在印度的群山里……有狗头人，他们披着兽皮或树皮，不会说话；还有只有一条腿的人，他们跳跃的速度极快；还有一些人没有脖颈，眼睛长在肩膀上。

他的唯一著作《自然史》共有 160 卷，是自然历史的百科全书，遗存 37 卷。在其书中记载着：

人的牙齿上存在着有毒物质。若将牙齿裸露地放在玻璃上，会看到牙齿上的有毒物质使明亮的镜子变得暗淡；如果把这些牙齿置于雏鸽面前，它们若吃了牙齿上的粉末，可能会生病甚至死去。

生长在河流附近的草本植物富勒蓟中，有一种小蠕虫具有治疗口腔疼痛的能力。据说只需把这种蠕虫放在牙齿上碾死，或用蜡将蠕虫封闭在牙洞中就可以治愈牙痛。

---

[1]斯克利邦尼·拉各斯（1—50），曾为罗马帝国的御用医师，其主要著作为《医学概论》。

普林尼建议，第一颗牙齿脱落后，若没有碰到地面，可以将此牙镶嵌到手镯上，若妇女一直佩戴在身上可缓解痛经。如同博学的希腊人一样，他也认为："男人有三十二颗牙齿，女人的牙的数量较少，若人们拥有的牙齿比正常数目多则是长寿的标志。"

民间医药治疗，要归功于普林尼的记录，包括牙龈疼痛的治疗，其治疗方法是用一个遇暴力死亡的男人的牙齿刮擦患处。他还写道将一只青蛙绑在下巴上可以稳固松动的牙齿。对于牙痛的预防，他建议每月吃两次老鼠。如果牙痛已经存在，可以"啃咬一块被闪电击中的木材"，或"在盈月期间用蜥蜴额骨触碰牙齿"。从人类骷髅头骨里生长的植物中提取的汁液也列在他的治疗药物的名单中。

一位历史学家指出，"那些肉体凡胎的牙科庸医们可能误导了患者，所售的木材并没有真的被闪电击中，蜥蜴骨头并非于盈月期间捕捉的，以及植物萃取物也可能是在任何动物头盖骨而非人类头骨中生长的"。

说谎的眼睛和真诚的牙齿

在普林尼的著作中，仍广泛存在着无知和轻信，对于神灵和魔鬼（那时人们认为魔鬼是疾病的代表）的信仰力量依然十分强大。例如，人们认为撒谎会立即得到天神的报应，比如，掉牙齿、眼睛瞎掉或身体的其他部位受伤。公元 1 世纪的诗人贺拉斯①在《致巴林》中这样提到：

如果永远孤立的权力旁落
他们会报复你发假誓的头颅；
如果他们有你不忠的确凿事实
有肮脏的指甲，或焦黑的牙齿
你可能还会再次受骗
我不愿相信。

尽管迷信和无知冥顽不化，牙医学还是有进步的。公元 1 世纪末，叙利亚人阿奇吉尼斯（81—117）——罗马外科医生和内科医生的精英曾断言，某些病例中，牙齿根部的疾病会引起牙痛。当痛苦的患者有了受感染的牙齿，他用自己发明的环锯——一种圆形锯来切骨和钻孔，穿过牙髓腔释放病态的体液，或称作"积累脓液"（由现代的牙科作家命名）来帮助其治疗。

著名的罗马医生盖仑②（129—201）认为牙痛是"辛辣及腐蚀体液的内部活

①贺拉斯（Quintus Horatius Flaccus，公元前65—前8），古罗马诗人、批评家。其美学思想见于写给皮索父子的诗体长信《诗艺》。

②盖仑，古罗马医师、自然科学家和哲学家，继希波克拉底之后的古代医学理论家，创立了医学知识和生物学知识的体系。

动，就像皮肤溃疡一样，毫无征兆地出现”。

因此盖仑无疑被划分到体液理论派阵营。他出生于小亚细亚的帕加马，在亚历山大接受教育。直至今日，盖仑一直被认为是古老的自然科学中最有天赋的学生之一。据说他命名了“切牙”这一术语，而且他是第一个识别牙齿神经（牙髓）的人。

虽然盖仑是一位天才的解剖学家，但他对于牙科理论的相关描述却有问题。他对牙齿和骨骼进行了分类，认为它们能够触发味觉，并且通过再生营养过程可以生长和自我修复。他的治疗建议也值得商榷。他建议用狗奶或者野兔的脑髓按摩牙龈以缓解牙痛。如果一颗牙齿突出于牙列，他建议直接用锉子磨平却没有考虑到其上下位置对颌牙是否合适。

罗马的另一位著名医生保罗·艾伊娜①，也把他的精力投入到口腔医学中。他著有七卷本《论医学》（这是关注口腔健康的首部巨著）：

> 如果注意到下面的事情，牙齿就不会龋蚀：首先要避免消化不良和频繁呕吐。
>
> 防范会伤害牙齿的食品：无花果干、煮过后结晶的蜂蜜、大枣和所有的黏性食物……晚饭后应该清洁牙齿。

保罗还谈到了出牙期的疼痛问题。他建议按摩小孩子的牙龈以缓解疼痛。在油膏剂的选择方面，他建议选择家禽的脂肪或兔脑，即使在今天，大多数家庭也会选择其一来缓解牙痛。

然而，在牙医学的发展过程中帝国却逐渐衰落了。罗马牙科医学所拥有的浮华的荣耀，是口腔护理事业上的小型纪念碑，随着帝国的坍塌它也消失了，随后的千年黑暗时代②将口腔健康再度置于黑暗之中。

---

①保罗·艾伊娜（Paul of Aegina or Paulus Aegineta）（625—690）是公元7世纪的一位希腊外科医师，他的医学著作是七卷本的《论医学》。

②黑暗时代（Dark Ages），是18世纪左右开始使用的一个名词，指中世纪早期的西欧历史；随着罗马帝国的衰落，西欧进入一个所谓的黑暗时代。

第二章　从骗取钱财的骗子到放血理发匠

——无能的拔牙匠与野蛮的庸医

响亮刺耳的喇叭声将民众吸引到集市的一个舞台前。在舞台上，一只吱吱叫的猴子俯瞰着遮阳伞下的人群，与此同时，一个玩杂耍的人在表演着戏法，并说着一些下流的笑话，使得场上气氛不断地升温。接着玩杂耍的人退下，音乐戛然而止，一个戴着华丽帽子、穿着华美外衣、脖子上挂着一串人牙项链的威严人物来到了舞台上。很快，他自吹自擂的演说将一个患有顽固牙痛的患者吸引到了台前。不一会儿，患者的牙齿被拔了出来，拔牙过程极其迅速。当拔牙匠在欢愉的人群前高举着拔出的牙齿时，这位患者在一旁看着，缄默无言。这时更多受口腔病痛折磨的人都甘于“享受”拔牙匠的服务了。但那些排着队来拔牙的人不可能像之前那位患者一样享受无痛拔牙，因为之前的患者是拔牙匠的同谋，他只是假装牙齿被拔掉了。喇叭声和鼓声淹没了他们的哭喊声。一旦拔牙匠因为自身的无能而导致患者出现脓毒血症或其他威胁生命的并发症时，他就会逃之夭夭。

以上就是中世纪牙医的治疗场所。但可以肯定的是，还有其他的治疗场所。患者可以求助于自己的理发匠—外科医生，让其帮助拔牙或者泻血（比拔牙更缓和一些），或者是选择使用众多的所谓迅速缓解所有牙疾的无效药剂。在罗马时代涉足牙医学的著名医生随着帝国的衰落离开了这块土地，留下来的则是牙医学中那些不学无术的庸医和江湖骗子。

医生不愿意涉足牙医学是可以理解的，因为很少有药物可以缓解牙齿疼痛或帮助其去除病因。尽管希波克拉底和他的同行们曾高论牙医学，但直到中世纪，仍有许多古代卫生保健专业人员认为口腔护理是鲜有医者涉足的区域。在 16 世纪，瑞士医学教授特奥多尔·茨温格曾劝告医生不要拔牙，并说拔牙这行当最好留给理发匠和那些江湖骗子，因为拔牙手术会带来“令人不悦的意外”，比如颌骨骨折、牙龈撕裂和大出血。一个多世纪之后，著名的荷兰医生科涅利斯·冯·索林根也曾对牙科手术发表过意见。

替代疗法

医师有理由背弃牙医学，公众也有理由远离拔牙匠和他们的同胞。由于疼痛以及治疗中存在的风险，不到万不得已患者是不会去拔牙的。患牙痛的人穷尽一切办法避免向他们求医，疼痛的绝望驱使着人们依赖于没用且危险的药水、酊剂和软膏。这种贸易的繁荣发展起源于1345年英国的第一间药店。人们不禁想象在那个没有媒体的时代所举行的盛大揭幕仪式。

我们可以想象药品目录中包括治疗口腔疾病的药。在专卖治疗牙虫的药物货架前，人们可能会找到中世纪时代流行的治疗药物：蜂蜜、苦味植物、没药、芦荟、药西瓜和像猪胃液一样的酸液。

13世纪的一份名为“药品、草药和占星学”的手稿（大致可翻译成现代英语的“医药、自然疗法和占星术”）中，记载了许多牙病并收集了治疗牙病的偏方，与昔日庸医传播的虚假信息有许多相似之处。

对付牙齿龋虫：可取等量的橡子粉、天仙子、蜡，将其混合，制成蜡烛，点燃，让烟雾散发到口腔内，下巴下放一块黑布，然后虫子将纷纷落在黑布上。

对付牙痛：如果蠕虫龋蚀牙齿，取老冬青叶、鹿草和鼠尾草，放在水中煮开后倒入大碗里，对着碗张大口；然后，蠕虫会掉到碗里。

对付牙痛：在牙齿表层切开一个口，把坚果树和山楂树的皮磨成粉，在牙齿上撒些粉末。对于上颌牙痛，可将藤条叶缠绕在鼻子上。对于下颌牙痛，用器械切开牙龈，进行泻血。

如果牙齿不得不拔掉，建议采取无痛拔牙：

抓一些蝾螈（一些人称之为蜥蜴）和那令人讨厌的甲虫（在夏季经常藏在蕨类植物中），将它们放在铁锅内煅烧成粉末。用湿的右手食指，蘸上粉末，多次涂抹于患牙，不要吐掉，牙齿就可脱落而且没有痛感。这是经过验证的。

15世纪的一本医师应用指导书《医师的书》，提供了类似的疗法，如一本《对付蛀牙的痛苦》所述：

取一些鸟粪放置于牙洞内，用西班牙草汁（病人都不知晓这些到底是什么东西）将其染色；然后把它放在牙齿内，它会使牙齿破碎，消除痛感，最后牙齿会脱落。

如果这些治疗方法都没作用，还有一些不用忍受拔牙之痛的治疗措施。公认的治疗包括放血、用水蛭吸血、食用泻药、拔火罐、把大蒜置于耳内、用烧红的烙铁烧灼或用强酸破坏牙齿的神经。

若在那个时代有人要拔牙，那他一定是遭受了巨大的痛苦，并且牙齿肯定是已到了不得不拔除的状态。但这是否是正确的选择？拔牙后能否活下来？这些都不得而知。

起名字

在罗马时代，流浪的拔牙匠被称为“dentatores”“dentispice”或“edentarii”。到了中世纪，他们的行医范围遍布整个欧洲，尽管数个世纪过去了，他们的诊疗方法却几乎没有变化。

流动的拔牙匠还走过英国乡村，在那里他们称自己为“toothers”或“toothis”，意思是仁心仁术。他们在意大利被称作“cavadenti”，在法国被称作“arrucheurs de dents”，在德国被称作“zahnbrecher”或“tenebreker”。但这些名称几乎和拔牙匠们所做的工作无关。历史上这些所谓的卫生保健者常受到严厉的指责，拔牙匠们经常遭受敌视。人们常称他们为骗子、庸医、医托、江湖郎中、江湖医生、冒充内行者、冒牌学者和冒牌医生。这些名称在牙科历史中也曾有记载。

“骗子”一词来自意大利语“ciarlatano”，意思是在公共场所贩卖奴隶和毒品、拔牙、变戏法或玩魔术的一群人。它的词根是名词“ciarla”，意思是无聊的饶舌，其动词“ciarlare”的意思是自吹自擂的和不负责任的且经常带有迷惑别人的目的。

荷兰语的“江湖骗子”（kwabzalver）一词，源自于“kwab”（一种皮脂囊肿或粉瘤）和“zalver”（一种软膏），很可能是因为许多江湖郎中提供了治疗囊肿和粉瘤的药水。德语中的江湖郎中一词来自于“quecksilber”，在日耳曼语中意为水银（金属汞），这是一种广泛应用于药物制作和骗术的物质。

于1579年印刷的英国文学著作《阿布斯的学校》① 是第一个提到江湖郎中的，别名为“一个江湖郎中的肮脏生活费”。“quack”这个词可能是卖药膏的江湖庸医“quack-salver”的缩略形式。也可能是“quake”的派生词，意指发热，已经治愈或者说想要治愈患者的医生常被称作“quake”。《牛津词典》对“quack”给出这样的定义：“对医疗和外科手术技能全然不知的人；经常吹嘘自己完美的治疗方法的人；庸医，冒牌医生。”著于1755年的《约翰逊字典》② 将“quack”定义为：“①自吹自擂的骗子；②在公共场所宣称拥有医疗能力的冒牌医生；③在医术方面要技巧的从业者。”

还有人认为，“quack”可能和鸭子在英语里的叫声有关（鸭子的叫声也是“quack”），暗指令人讨厌的无意义的谈话。斯基特的《英语词源词典》③ 将“quack”定义为“大声喊出传说中的秘方”以及“发出像鸭子一样的叫声”并注

---

①《阿布斯的学校》（*The Schoole of Abuse*），由 Stephen Gosson 所著，出版于 1579 年。

②《约翰逊字典》（*A Dictionary of the English Language*），是英国大文豪塞缪尔·约翰逊编辑的英文字典。

③《英语词源词典》（*Etymological Dictionary of the English Language*），由英国的哲学家以及人类学家 Walter William Skeat（1835—1912）所著。

解到“这个词原本是指在乡村集市卖膏药和眼药水的江湖郎中”。

江湖游医原来是指骑着马行医的拔牙匠，他们常在英格兰和意大利卖弄危险的治疗方法。这些江湖医生，先在舞台上讲故事、表演和玩杂耍以取悦观众和潜在的病人，然后再开展他们的拔牙业务。这些江湖医生经常有助手的协助，他们穿着小丑服装，戴着尖帽。这些助手（有很多称呼）被称为小丑、杂役或快乐的安德烈。最后面的这个绰号源自于以机智和幽默闻名的亨利八世的御医安德烈·波德博士。

肮脏的拔牙匠

流动拔牙匠的标志是横幅和遮阳伞。遮阳伞上常挂着一条小鳄鱼，根据记载，这意味着可将一部分“鳄鱼尾巴”塞进空牙槽窝以止血。人牙项链和尖帽上别着牙痛患者的守护神圣阿波罗尼亚徽章也是他们的标准行头之一。

他们经常在户外弄虚作假地治疗，声称是因为需要亮光。事实上其主要目的是为了吸引观众，一方面吸引潜在牙痛患者，另一方面激发观众的热情以促进拔牙业务的发展。集市、市场和集贸市场，是他们“表演”的黄金地段，主要是进行娱乐表演。随着时间的推移，表演当中也增加了很多新花样。手术台变成了精美的舞台。把娱乐任务交给了专业的艺人后，拔牙匠暖场的时间大大减少了。术前，先开始演奏歌曲以及其他娱乐活动；小丑、魔术师和玩杂耍的人来吸引观众。当拔牙匠——常常是无能的冒充内行者——登上舞台时，他会习惯性地介绍自己所拥有的证书，但这通常都是胡编乱造的。

拔牙匠几乎不会留下他们自己的书面记录，但我们可以通过画作了解他们的治疗方法。荷兰的卢卡斯·凡·莱登①于1523年创作了第一幅关于治疗方法的画作，画中拔牙者正小心翼翼地从病人的口腔中拔除一颗牙齿，同时一个女同伙正在掏患者的钱包。

1600—1700年间，有几个主要艺术家的画作都是以拔牙匠为主题。让·斯蒂恩、冯·弗利特、隆鲍茨和其他荷兰和佛兰德的大师们，在他们的画作中描绘了在城镇乡村行医的拔牙匠，画面展现的是诱人的活动和时光，全方位地捕捉壮观、华丽和痛苦的场景，穷困潦倒的拔牙匠，转变为那个时代舞台上成功的行骗者。

然而并非所有的拔牙匠都是无赖和骗子。可能有些人是真正的无能，但也有一些人的技艺可能很高超，然而因为没有现代化设备或止痛药，无论他们多么能干，治疗手段都是令人恐惧的。回顾历史，要想在那时或是现在将诚实但轻率粗心的医生与彻头彻尾的江湖郎中区分开来，是十分困难的。

例如，有些人认为经验主义者或凭经验的冒牌学者是庸医的同义词，而另一些人则认为他们代表的是基于实验治疗措施的独立阶层。经验（empiric）一词据说

①卢卡斯·凡·莱登（Lucas van Leyden，1497—1533），别名为Lucas Hugensz或Lucas Jacobsz，荷兰画家、版画家、雕刻家。

是源于古代的内科医生，他们鄙视理论研究，所以他们基于自己的知识加以实践并获得相关经验。

受人轻视的行为

熟练的拔牙匠一直过着艰苦的生活。他们要同理发匠—外科医生和彻头彻尾的骗子相互竞争，这些骗子常常吹嘘自己的技艺而且一点儿也不内疚。

一些人通过放血、正骨和割脚上的鸡眼来增加收入。英格兰的拔牙匠威廉就是其中一个，他用欺诈威胁的手段来补充他微薄的收入。他被监禁了，据说最后由于贫困而被释放，但是当时国内有关押债务人的监狱，他的释放或许反映了社会对他的职业的不屑一顾。

1595 年，伦敦的剧作家和书商亨利·切特尔，出版了一本叫《仁心之梦想》的小册子，描述的是当时一个流动拔牙匠的生活。在这部作品中，“仁心”是拔牙匠的代名词，但“仁心”这一称号是代表一个人还是一个行业的通用术语，却不得而知。书中描述的服饰具有那个时代的典型特征，比如环绕在腰带上的牙齿链，头上戴着的羊毛帽，帽子上还别着一个笨重的雕有圣乔治雕像的胸针。他在书中写道：

先生们和好人们，你们善良地为我取了一个仁心的名字，我会在各方面传递你们的爱，让爱撒满人间。我向你们保证，在这个颓丧的时代我以拔牙为荣，甘愿受你们的轻视，希望为自己的人生画下浓重的一笔。

很多人都轻视拔牙匠这个阶层。写于 1605 年的《真正的医师和假冒的江湖郎中之剖析》一文中也很少描写拔牙匠和治疗师的那些服务的广度以及他们应得的尊重。

这些江湖医生是一个堕落的智慧群体。他们多半是贱民和人渣，他们从他们的生意和工作中逃离出来，学会在角落里害人谋生，如果我们……给他们带来光明，他们就不用忍受像猫头鹰一样的生活，他们就像犹太教的叛徒、基督徒的割喉者①和强盗、从修道院逃出来的大腹便便的僧侣、买卖僧职和冒充僧侣的人、夸夸其谈的文盲化学家、狡猾的流氓讼棍、昏头昏脑且低贱的吸毒者与药剂师、避开阳光的夜莺、角落的爬行者、沉闷而卑鄙的机械学家、戏剧玩家、玩杂耍的人、小贩、夸夸其谈的理发匠、肮脏的牧场主、好奇的沐浴者、平民骑士、吹牛的军人、懒惰的人、独眼跛脚的击剑运动员、爱唠嗑儿的老太太、唠叨的女佣与护理员、无赖医生和妓女一样的人。

---

①割喉始终是古罗马所特有的刑罚，因此有“罗马刑”之称。

这些关于拔牙匠的描述还算好。

除此之外，还有毒害者、术士、法师、占卜者、巫师和女巫之类的说法。

值得一提的是拔牙匠往往是与他们一起旅行的一帮痞子中的领导者。那个时代的宫廷假面舞会和其他流行的戏剧表演有时也会出现他们的身影。在一个周年纪念日上，拔牙匠带领着一群乡巴佬。“拔牙匠是我们的头儿”，证实了拔牙匠是乌合之众的一员，“他甚至可以在疾驰的马背上拔牙”。

根据下列坎贝尔的记载，17 世纪苏格兰的流动拔牙匠同样带领着热闹的人群。

一大群傲慢的卖艺人，组成一个团体走遍了整个国家，他们专在赶集日到访当地……他们夸下海口可以治疗包括牙痛在内的每一种疾病。而且总有一个打扮古怪的小丑，以一种奇特而有趣的方式，唱着下流的歌曲吸引着失序人群的注意力，病人的疾病在混乱中便不药而愈了。

随从还包括舞者和滑稽古怪的表演者。打扮得华丽而俗气的江湖医生站在敞篷双轮马车上［由四匹（有时六匹）优雅华丽的马拉着］，使喜剧演说的过程更加活跃。通常，他引用经文或祈祷文对信徒们强调他的说法。尽管他经常吹嘘奇迹般治愈的迷信案例，但他对那些他所造成的遭受极大痛苦的病人却绝口不提。拔牙业务总是最受欢迎的副业之一，总有些感兴趣的无知人群围绕在他的舞台边。

并非所有的江湖医生都在为牙医学奔波，但总有那么一些令人特别难忘的人物。范·布契尔，蓄着一缕奇怪的小胡子，手持一根白色骨头，是一位牙科江湖医生，骑着一匹涂紫色斑点的白色小马漫步在伦敦街头。他的妻子死后，范·布契尔将她的遗体作防腐处理后存放在他房子里的一个玻璃柜里，这样就可以把他所有的客人介绍给她。1775 年的《圣詹姆斯编年史》中有记载如下：

范·布契尔不愿意做令人不快的事，希望能让被误解的人们有一些良好的想法。他告知好奇的人可以来看望玻璃柜中的妻子，如果不是由朋友亲自介绍，则只能在每月的 1 号到 9 号之间，星期日除外的日子里来探望他的妻子。

另一个伦敦人戴维·佩罗内特，专攻放血疗法和牙痛的治疗，他声称他的“通用牙膏”能使“黑牙变象牙，并可以快速有效地治疗龋齿，以及由此引起的牙痛；这种牙膏还可以立即杀死牙齿内的虫子，牙痛就不会持续了”。

如果佩罗内特的牙膏未能杀死蠕虫，患者可以使用贝内迪克特斯散剂，或一种驱除蠕虫的药水（有一本书用十五章介绍了它的作用）。这本书说，“西史密斯菲尔德的斯蒂尔斯先生，被一条 8 英尺长的蠕虫咬伤，并且蠕虫可能还活着，要是他喝了驱虫剂（被视为奇药而非普通药品），那么情况可能就不一样了”。

在《旧伦敦的江湖医生》中，汤普森指出，“英格兰是庸医的黄金国；来自欧洲各地的他们聚集在伦敦，想要治愈各种疾病”。如果一个人反应灵敏且做事毫无顾忌，那他获得名声和财富的机会是巨大的，但这个培养过程十分严酷。汤普森的书中曾描述了17世纪的江湖郎中威廉·塞尔门的培养过程：

当一个男孩（塞尔门）跟一个“滑稽”的江湖郎中做学徒时，需要翻跟斗穿过铁环和拱形门，利用变戏法逗乐人群。慢慢地他成了像江湖郎中一样的人，扮演着多面人的角色，诸如魔术师、占星家、司酒美少年和演说家。他撰写了《演讲》和《颂词》来赞美他师傅的灵丹妙药，写《历书》来指导人们如何用他师傅的药，并承诺他们的美德。他通过计算生辰，告知运程，对年少的处女说一些极妙的秘密，以及为绝望的少女提供无与伦比的春药。

毕业后，作为一个江湖医生，塞尔门通过销售药物（几乎没效果）积累了一笔财富。

江湖庸医盛行

17世纪到19世纪之间，法国的巴黎新桥是庸医们的聚集点。各种各样的冒牌医生和冒充牙科内行的人都在这里聚集。其中最著名的是莱·格兰德·托马斯，他是一个体形高大的人，一天内吃喝6小时，睡18个小时。在一幅18世纪的画作中，他戴着三角帽，穿着装饰着孔雀羽毛并镶缀黄金的红色外套，腰间别着一把奇特的匕首，脖子上挂着一串牙齿项链，在心的位置画着一个光芒四射的太阳标志。

在18世纪的法国，拔牙匠已经臭名昭著，还促成了当时在法国流行的谚语“像拔牙匠一样撒谎”。

广受赞誉的牙医学之父皮埃尔·福查德①提到当时的新桥，说它简直就是“骗子剧场”。他还解释了这些拔牙匠是如何欺诈公众的：

如果有很多快速拔牙的秘诀（正如拔牙匠在市场或其他公共场所宣称的那样），我敢保证收费肯定不高，因为这些方法对患者（他们已经遭受了牙痛的折磨）造成了更多的痛苦。

我可以用相关的牙齿和疾病的知识抨击他们，而且我确信，这些人只有一种方法，就是蒙骗群众。我绞尽脑汁想要去揭开这些骗子的骗局，最后终于成功了。他们耍的小聪明在于得到一些不幸之人的支持，这些人说服自己听从那些已经拔过牙的假患者的建议。这些假患者时不时来到拔牙者处付钱拔牙，拔牙匠手里早已拿着一颗牙齿（包藏在精致兽皮内且蘸有鸡血或其他动物血液），当他的

①皮埃尔·福查德，法国人，他最著名的作品是《牙齿的治疗》。

手在假患者的口腔中检查时，匿藏在他手中的牙齿便落入了其口中。然后他只需碰一下牙齿，或用粉末、秸秆或其他器具稍动一下牙齿，最后在假患者的耳边敲下铃，他便立即吐出藏在他口中的假牙。人们所看到的血和血牙，就是拔牙匠放入假患者口中的那颗牙。

一旦诡计得逞，拔牙匠就毫无顾忌地猛拽患者的牙齿，全然不顾患者的疼痛。受到煽动的人群发出的嘈杂喧闹声，通常掩盖了痛苦的哭喊声。如果牙齿看起来难以拔除，无论出于何种原因，拔牙匠都会解释说，这是一颗眼牙，如果强硬拔除就会造成眼睛失明。自古以来，民间就有传说，认为眼牙（上门齿和犬齿）是与眼睛连接的牙齿。福查德对这种无知反驳道：

要是这些骗子知道部分的外科手术（他们因为自己的无知和野蛮的治疗方法看低了这些外科手术）；要是他们学习了解剖学，他们就应该知道犬齿的神经和其他牙齿一样，而他们所谓的眼牙也和其他牙齿一样与眼睛没有任何联系。

对于这些冒牌的牙医来说口腔内眼牙就和牙齿一样多，因为无论何时他们碰到那些很难拔的牙，他们都会迅速干练地收起刀，放入刀鞘，扬言已经用刀尖拔出了牙齿且放入了刀鞘，他们常拿这些进行炫耀。在法国其他省和巴黎新桥（通常是骗子的剧场），他们用眼牙的概念，造成患者恐慌。而且他们还告知患者若要治愈牙病，必须拿一笔钱，并声称他们的独家秘方绝对可以治愈患者的牙病。那些虚弱到去相信他们的患者，往往会发现自己被他们的胆大妄为以及瞎编的理论所欺骗。

报复

当受到拔牙惩罚时，无痛拔牙就不再盛行了。给异教徒和普通罪犯的判刑通常是拔掉一颗或多颗牙齿。犯罪的严重程度决定了拔多少颗牙。在基督教礼拜仪式上吃肉是一项重罪，罪行足以受到严重处罚，即拔除一颗或多颗牙齿。

拔除上切牙和尖牙——眼牙——通常是第一选择，可能是因为上切牙在口腔的前部，容易拔出来，或者说这些牙拔了后可造成戏剧化的效果。在刑事类案件中，当谋划着一个不法活动时，不法者总会在非法收益与可能出现的拔牙之间权衡。因此，巨大的欲望最终驱使一些人很乐意献出自己的眼牙。

以残忍和缺乏道德而闻名的英格兰国王约翰（1167—1216）曾向一个富裕的布里斯托尔人勒索 1 万金币。国王把他囚禁在宫殿内，每天亲自拔其一颗牙，连续拔了七天，最终才令对方屈服。

如果教会参与了惩罚性拔牙，拔牙过程似乎就变得野蛮了。这种做法或许是他们对自己的守护神圣阿波罗尼亚（牙痛患者的守护神）的一个残忍的报复行为。

圣阿波罗尼亚

在别人发生不幸时幸灾乐祸是不礼貌的。但是 1 500 多年来，虔诚的牙痛患者就是这么做的，他们对基督教的殉道者阿波罗尼亚的善行以及她的牺牲表示感谢。她所受过的痛苦无人能及。不小心亵渎圣灵就可能遭受惩罚（如同基督对待人类罪行那样），她为人类的牙痛而牺牲。

据历史记载，基督死后大约两个半世纪，阿波罗尼亚出生于埃及的亚历山大，她是一个“异教徒法官”的女儿。那时异教神祇受到耶稣言论挑战。据说，在阿波罗尼亚出生以前，她的母亲虽然不是基督徒，但对他们是认同的。由于没有孩子，她很绝望地向圣母祈求赐予婴儿。奇迹诞生了，阿波罗尼亚出生了，她一天天地长大，母亲告诉她祷告的神奇力量。这些故事对年轻的阿波罗尼亚产生了巨大的影响，之后她成了埃及圣安东尼①的弟子并接受了圣莱奥尼恩洗礼。她在亚历山大的街道布道以宣扬基督，她的热情布道吸引了许多信仰者。

不幸的是，基督徒受到了强烈的抵制。公元 249 年，基督徒在亚历山大受到暴徒的迫害。阿波罗尼亚的教诲成为人们缓解痛苦的港湾。她的父亲因此受到了牵连。也许他已厌倦了阿波罗尼亚滔滔不绝的传道，所以毫不迟疑地把她送到了审判官那里。

阿波罗尼亚被带到神庙里并被命令要敬拜神像，而她只在胸前画十字，因此激怒了雕像中的恶魔。她竭力维护自己的信仰，由此带来的后果是她的牙齿被打碎并被一颗颗拔掉（惩罚性的拔牙是罗马帝国的常用手段，如同被钉死在十字架上一样痛苦）。她不肯屈服。牙齿都被拔完后，官员们开始棒打她的头和脸，迫使她放弃信仰。最后阿波罗尼亚怀着坚强的意志跳入了火海中。据说在牺牲之前，她祈祷那些能记住她的痛苦并深有同感的祈祷者们永远不患牙病。她火热的信念给予了人们安慰的源泉，几乎从那时起信徒们就得到了解脱。

公元 300 年 2 月 9 日，罗马教廷正式宣布这一天是阿波罗尼亚的纪念日，并声称向她祈祷可以缓解所有的牙痛。有一个祈祷者这样说道：

> 哦，圣洁的阿波罗尼亚，请用你的激情和你的痛苦（牙痛、喉咙痛、舌头痛）来为我们祈祷，让我们永远远离牙痛吧！

那些治疗牙病的江湖医生也经常提起阿波罗尼亚的名字。15 世纪时，人们认为治疗牙病的同时若念叨圣人的名字会更有效，当时阿波罗尼亚的名字比任何

---

①圣安东尼（St. Anthony the Great，约 251—356），或称“伟大的圣安东尼”“大圣安东尼”。罗马帝国时期的埃及基督徒，是基督徒隐修生活的先驱，也是沙漠教父的著名领袖。

人都受欢迎。据说，宗教文物阿波罗尼亚的骨头对于口腔疼痛的愈合具有神奇的功效。她的牙齿则被认为是防止牙痛最有效的遗物。国王亨利六世是一个笃信宗教的人，对这些文物有如此广泛的用途感到很惊骇，他命令所有人将文物上交给他的大臣。根据文献记载，“大臣们收集了一吨阿波罗尼亚的牙齿，照理说，她的胃的容量应与她的牙齿的数量成正比，那估计一个国家都无法供给她一顿饭”。

据说，如今阿波罗尼亚的遗骨分别被安置在安特卫普到那不勒斯和科隆到魁北克的圣骨匣内。在罗马教堂里，对阿波罗尼亚的供奉就如同博蒙莱奥泰尔（法国南部城市）供奉的神龛一样。每年的二月九日，来自法国和邻近国家的牙医约定俗成地去博蒙莱奥泰尔朝拜。1920 年，人们在波士顿以她的名字创建了圣阿波罗尼亚行会（由牙医组成的慈善团体），目的是满足城市教会学校学生对牙科知识的需要。随后仍在波士顿，成立了另一个慈善牙科宗教组织——圣阿波罗尼亚联邦协会。

她的肖像已经成为很多艺术家（其中很多艺术造诣很高）的油画主题。最初艺术家们将她描绘成一个老妪，随着时间的推移，她的形象变得越来越年轻也越来越漂亮。1670 年，卡罗 · 多尔茨为她作的肖像画挂在罗马科尔西尼画廊，当时斯德哥尔摩皇家牙科学院已收藏了关于她的 150 幅画像（由一位著名的斯德哥尔摩牙医捐赠，这位牙医对她的喜爱远不止于专业的绘画上）。有一幅大约出现在 1470 年的源自皮耶罗 · 德拉 · 弗朗西斯卡学校的肖像画，现由华盛顿特区的国家艺术画廊收藏，这幅画看起来和某些作品很相似。1984 年安迪 · 沃霍尔在这幅画的基础上创作了一系列的圣阿波罗尼亚丝绸屏风。

理发匠的运作过程

许多人认为，当代的西方文明是消费者的天堂，一站式购物时代是服务经济的发展成果。去理发店就可以享受到这种一站式服务。下次去剪头发时，可以找理发匠或设计师帮你拔牙，或者开脉放血。甚至可以找他帮你做一个一直没做的小手术。然而理发匠十有八九会反对，这样你就不得不去不同的地方，寻求不同的服务。不管怎样，你至少可以找到人帮你放血，这也是一种进步。

中世纪的医疗保健消费者不会面临这样的问题。早在缩小管理服务的规模之前，理发匠—外科医生就已为病人提供了全方位门诊服务。

圣彼得准则

放血疗法用于治疗疾病差不多有 3 000 年历史了。放血疗法源于体液理论，目的是调节全身系统。传统的泻血工具是碗和拐杖，对于拔牙匠来说，只需一根木棍。拐杖用以支撑病人的胳膊，在稳定肢体的同时使血液直接流入碗中。理发店外的红白色条状物可能就源于此。通常情况下，拐杖上到处是血。由于已经被染成红色，所以从拐杖上流下来的一滴滴的血显得不那么耀眼。在各种有图解的手稿里可以看到理发匠—外科医生的门前常挂着用白色绷带包裹着的红色拐杖。

理发、泻血和外科手术联盟可追溯到中世纪早期，在梵蒂冈可以看到它们之间的密切结合。当时，医学和外科手术几乎全由圣职人员操作。但教会统治集团渐渐反对牧师做任何与血有关的事。一旦他们做了这些放血类的事情，就会被禁闭在教堂的办公室内。

1092 年，教皇颁布了新的美容法典，这部法典对僧侣们的保健一样很重要。它很可能是由理发业的说客起草。该法令建议把小手术交给理发匠（他们习惯于用剃刀），并要求僧侣去理发店按照指定的发型（或者说光头）剃头、刮脸（不能留胡须）。它还规定一年最多放五次血。因为经济缘故，寺庙会找一个既会泻血又会剃须的人。可想而知他们会雇用理发匠。在法国这些理发匠被称为“理发匠和泻血师”。他们按照僧侣们的签名顺序为其放血、剃须、剃发，由此“理发匠—泻血师”（barbi-tonsoribus）这个名字诞生了。自此，理发匠就开始做各种外科手术。他们在修道院学会的技能同样用于修道院外。

1163 年，教皇亚历山大以及旅游法令明令禁止僧人做任何流血的手术。因此这项工作便落在了理发匠（曾是僧侣们的助理）的身上，他们拾起了手术刀。教皇法令将拔牙归为非内外科手术，手术的操作者通常是商人或工匠，而不是专业的卫生保健人员。受教育程度低的阶层包括了外科医生—理发匠、理发匠—外科医生和普通的理发匠。

显然，僧侣们没有完全遵守规则。所以在 1215 年，教皇英诺特三世重申教会的政策，教堂不允许有任何血液（流血是对“神圣使命”的亵渎）。这个理由足以给任何一个施行手术的僧侣或神职人员定罪。“因为这样理发匠、刽子手和屠夫们要继续学习。”一位历史学家这样记录道。

行会时代

为了显示理发匠们日益增长的实力，1210 年，理发匠行会在巴黎成立，法国的理发匠进入了行会时代。行会这个词最初表示税收或付款，后来指贸易协会或缴纳会费的兄弟会会员。很快理发匠的团结受到了考验，他们内部因为等级差异发生了分裂。有些人声称比其他人拥有更多的知识，穿长袍的外科医生（认为他们比理发匠更像外科医生）反对穿短袍的外科医生（觉得他们比起外科医生他们更像理发匠），由此导致了地盘争夺战。某些手术，如泻血和拔牙，两类医生都可操作。随着时间的流逝，这个团体变得更加专业化，内部还出现了严重的两极分化。

到了 14 世纪，最高级政府开始出面调解他们之间的矛盾以及划分管辖范围。14 世纪的皇家法令规定穿短袍的外科医生在进行外科手术之前必须经过穿长袍的外科医生的同意。与此同时，短袍外科医生逐渐整理出泻血、水蛭疗法、拔罐和灌肠等操作手法。

在海峡另一边的英格兰理发匠也和外科医生结合起来。根据其宣传手法和处置方法的记载，当时的理发匠“常向人们展示装有新鲜血液的桶，血液凝固后就不再展示，而是将其倒在街道上，因此到处散发着臭味”。即使从伦敦的标准来看，这血腥的视觉和嗅觉也是不可忍受的。1307 年，这个城市通过一项法令，规定“禁止大胆或鲁莽的理发匠把血液放置在窗台上，或者在人群中公开展示血液，可以支付两先令给警长以让他们把血液倒入泰晤士河”。

一年后，第一位知名的理发匠理查德·乐，进入了伦敦的理发店行会。这个行会作为宗教组织已经成立了很长一段时间。理查德的就职记录（用拉丁语记述）如下：“……他承诺，他每个月会审查所有的生意，如果他去妓院，或有任何其他不得体的行为，或出现交易丑闻，他的财物将会被没收……”

那个时代的其他行会包括食品杂货商、金匠、鱼贩、酒商、皮革商、裁缝、合金器工匠和刀匠。

1368 年，3 名优秀的外科医生宣誓加入该行会以指导外科手术。大约在同一时间，一个更小的外科医生团体联合起来成立了一个未被承认的自治组织的行会——外科医师联谊会。当然，这些商人几乎无法控制非行会成员的业务，非行会成员的相关问题由他们自己解决。1382 年，一个“冒牌医生”在伦敦被抓住，“他坐在马背上，面朝马尾，手像拽缰绳一样拽着马尾，他的脖子上挂着戈丹斯项圈，胸前顶着一块磨刀石，在过伦敦城的时候还摇着铃铛，最后被驱逐了”。

1462 年，爱德华四世将皇家特许状授予理发匠行会，允许他们做一些与自己生意相关的不大体面的活动，如灭虱和开妓院。合同还规定他们可以做外科手术。1492 年，亨利七世批准承认外科医师联谊会，接着第二年，两个行业团体之间建立了一种非正式的联盟。

尽管缺乏内科医师的认同，但理发匠和外科医师一样重要。1515 年，亨利八世规定，“鉴于两者经常服侍病人，议会决定豁免其所有的军事服务”。

当时，亨利八世已开始关注国内卫生保健人员的素质。1511 年通过的法案规范了医疗和外科操作，试图镇压庸医，并做了详细的说明：

> 像科学和外科手术这些日常的领域，常被一大群无知的人控制，其中大部分人没有什么洞察力，也没有过深入的学习，如铁匠、织工和妇女等这样的普通技工，他们胆子很大，经常使用巫术和魔法进行治疗，有些还使用药物，然而却百害无一益。鉴于此，上帝大为不满，认为这是对特许权的极大侮辱，严重地损害了许多臣民的健康。

这些“无知的人”不是公共健康的唯一威胁。在整个中世纪，理发匠—外科医生、拔牙匠和那个时代的其他牙科从业人员，累计杀死的人数可媲美一支装备精良的武装部队所杀死的人数。因为口腔护理而死亡的人数稳居十大死因之首。1665 年 8 月 15—22 日，在伦敦的每周死亡人数名单上，记录了 5 568 例死亡事故，因“牙齿”缘故死亡的人数位居排行榜第 5 名。除去 4 237 人因瘟疫死亡（当时的 1 号杀手），111 人死于因牙科诊治过程中出现的并发症，几乎占所有死亡人员的十分之一。大多数死于“坏疽”（拙劣的操作或不卫生的操作导致的感染）。

商业婚姻的联盟

理发匠—外科医生联盟于 1540 年正式形成，当时是亨利八世的宪章和议会法案将他们联合在一起，联盟的成员分别为“师傅、行会行政官、平民理发匠和伦敦外科医师”。这场联盟清楚地表明拔牙仍属于不受监管的领域。根据规定，只有联盟成员可以进行任何手术（剪发、剃须、手术、泻血等），但拔牙除外。章程禁止外科医生为病人刮脸以及理发匠做除拔牙外的任何手术。

行业规则虽然颁布了，却遭到了忽视，这在理发匠—外科医生编年史上有所显示。1557 年 8 月 26 日发行的刊物记载，拔牙匠布莱克特的遗孀道森太太，按规定“不应该支付个人所得税，因为迄今为止她没有挂出与牙齿有关的任何标志或布条”。她的罪过是：她在丈夫死后改嫁，还继续着前夫的生意，成为历史上第一位女牙医。

坏血病对英国人的牙齿已经造成了严重的影响，由于 17 世纪精制糖的普及，所有的牙科服务需求更是成倍地增加。含糖的蛋糕和杏仁蛋白软糖、掺有大量糖和玫瑰水的肉馅饼以及其他高糖食物使患龋齿的概率暴涨。虽然莎士比亚的声誉和牙齿无关，但是他在剧作中多次提到牙痛和“口臭”（在他的 37 部剧作中有 35 部提到了牙齿器官），可以看出牙齿问题在当时的影响颇为广泛。

牙洞的激增进一步刺激了神奇药水、祈祷者和牙科庸医的市场。任何阶级都可能患牙病，但平民患了牙病后可能无法治愈，因为他们无法像那些经济富裕的人们一样去治疗龋齿。

同时，需定期提醒理发匠—外科医生，不要为了宣传目的而把装血液的桶随处放置。1566 年的一条法令规定：“不要让血液扰民。”1605 年的一条法令规定：“不能向他人炫耀自己装血的碗。”

后来，牙医们就很少用血桶打广告。他们开始选择不易腐烂但同样引人注目的陈列品取而代之。18 世纪早期的诗人，约翰·盖伊①写了一首诗，描写了理发店的典型外部装饰：

他的锡碗高挂杆上，
黑烂牙成串，

①约翰·盖伊（1685—1732），英国诗人兼剧作家。代表作品有《乡村游戏》《琐事》等。

环绕在杯上，置于窗前，
窗前还挂着血红的破布，
他若干得好，生意额涨三倍，
刮胡子，拔牙齿，静脉放血。

分道扬镳

1684 年，理发匠与外科医师联盟出现明显问题。当时，所有的章程都必须按照国王的旨意执行。与此同时，外科医生提交了一份措辞笨拙的请愿书给查尔斯二世：

……根据经验，外科医生联盟对科学或外科专科的一无所知（如同理发匠一样）阻碍了联盟的发展，而在联盟之前外科医生行会却不是如此。陛下可以把 7 英里以内的所有外科医生联合起来，组成一个政治团体并在陛下制定的合适规则下行事。

这是无能的表现。一位历史学家说，“内科医师认为自己比外科医师优越，训练有素的外科医师认为自己高于剪头发的弟兄，而理发匠—外科医生则瞧不起普通理发匠”。

1688 年，国王詹姆斯二世重新颁布特许权，政策依然如故。但在 1745 年，根据外科医生们的请求，议会将行会分为三个团体。精英从业者组成外科医生行会；其他的一些人形成了神秘的行业师傅和总督以及理发匠—外科医生共和体；其余的人则联合成为伦敦的理发匠团体。

泻血仍是牙科艺术的一部分。以通用牙膏取得成功的戴维·佩罗内特也强烈推荐放血疗法，并宣传其过程：

我再次告知大家，放血疗法如同我的职业一样又实惠又安全。我使用的是优秀的外国放血方法，即观察合适的放血时机。这个国家最常见的治疗方法就是放血疗法，他们抑或是预防疾病，抑或是解除一些轻微疾病的病根，在这种情况下他们只在乎自己的安逸与需要花费的费用而不关心其他任何事。月圆时分，人们的身体就会充满巨大的能量——正是放血治疗的合适时机。

在美国，放血也是由牙医施行的，到 19 世纪上半叶此疗法达到了顶峰。在清洁牙齿或牙龈前，牙医经常为病人泻血（通常是在手臂抽血）。泻血也是填充牙洞的第一步。美国《口腔杂志》创刊号中有一篇题为“治疗龋齿”的文章，建议将“局部和全身放血等”作为龋齿标准治疗的第一步。

20 世纪初的英国，理发匠在理发及剃须的同时还进行拔牙和放血小手术。

皇室的疼痛

伊丽莎白一世晚年受到牙齿问题的不断折磨。一位医学历史学家在其记录公开后写道，她是"一个长期受牙病折磨的人"。1598 年，一位德国游客曾拜访过她的宫殿，他说："她樱桃小嘴，牙齿黢黑，这些牙病似乎是因为英国人民吃了过量的糖造成的。"

到了 16 世纪末，女王的牙齿问题严重恶化，她的门牙掉了，因此她必须采取各种烦琐的方法来掩饰掉了的门牙。1602 年的一个内部资料描述了她的掩饰方法：

> 女王仍旧……快乐，就是她的脸有些瑕疵（因为牙掉了导致面部肌肉萎缩）。当她要面向公众的时候，她不得不把许多漂亮的织物塞进嘴里以撑住凹陷的脸颊。

她的牙病令她身边的人活得也很痛苦，约翰·斯特赖普的书《主教艾尔默的生活》（1701 年出版）记载道：

> 那是在 1578 年的 12 月，她日夜受牙痛的折磨，经常整夜不能休息；痛到不能自已的时候就召见御医……拔牙是消除疼痛的最好方法；然而，女王说，她非常厌恶拔牙，因为怕拔牙会更痛。这个时候似乎伦敦主教也在场，一个很有勇气的男子，劝慰她拔牙不痛，不要害怕。为了使她确信，他告诉她，她可以参考他的经验。他已年迈，虽然牙齿所剩无几，却还是当着女王的面让外科医生为其拔牙（或许是一颗烂牙）。主教的牙被拔掉了，女王受到了鼓舞，也选择了做拔牙手术。

性感的嘴

即使在那些淳朴的时代，一张臭嘴也会使异性厌恶，更何况这些人还不是国王或女王。1613 年出版的《英国人的财富》一书，给这个问题提供了解决方法：

> 祛除口臭——用水、醋漱口，咀嚼乳香，然后用安妮丝种子、薄荷和用酒浸过的丁香等煎煮的汤汁漱口。

当然，当时没有牙刷。理发匠—外科医生用牙签和很小的布块为人们清洁牙齿。刮治牙齿后，他们用浸过王水（实际上是硝酸溶液，具有美白牙齿的作用）

的小棍子摩擦牙齿，使牙齿变白，再用清水猛冲。虽然王水会使牙齿变白，但也会侵蚀牙釉质，会对牙齿造成无法弥补的伤害。1653 年出版的《艺术与自然的宝库》一书中曾提到使用王水的后果：

我有些要好的朋友在使用王水后很痛苦。我不得不提醒所有的人都要小心，虽然王水可以使牙齿变白，但是也会带来很多痛苦。理发匠通常会推荐使用这种水。使用这种药水一定要谨慎，不到万不得已不要使用。为了美白牙齿，冒着掉牙的风险，只会得不偿失。

法语课

法国是拥有先进牙科技术的国家之一，早在 1505 年，巴黎医学院就开始给理发匠—外科医生和外科医生—理发匠上课。讲座是以拉丁语（高等教育所使用的语言）进行的。因此，绝大多数理发匠们可能不知所云。卖弄学问的教师们用一些佶屈聱牙的词语鼓吹公认的智慧，例如，lacertae hepat impositum erosis dentibus dolorem sedat testantur ex aliorum scriptis，这些语言的障碍反而可能促进牙医学的发展。例如，上面的句子，意为“把蜥蜴肝放入龋齿内可以缓解牙痛”，这种方法已在许多著作中得到了证实。

在整个中世纪，拉丁语的宝贵价值已有体现，一方面，它模糊了平凡和无知的概念；另一方面，父母们可以在年幼的孩子面前，用拉丁语传达暗含的信息。

英国医生加德斯登（1280—1361）曾在牛津教书，他在他的医学专著《英国之花》（印刷于 1492 年）中，用拉丁语写了拔除坏牙的操作过程，如下：

可以捕捉跳跃在树与树之间的青蛙（在该省有很多青蛙），然后取出其脂肪，涂抹于任何牙齿，牙齿会立即脱落。

他还说：“（这一治疗方法所需的）大量的资金来自理发店。”

黑暗时代的欧洲也有闪耀的知识。848 年，一个伟大的医学学校于意大利萨勒诺的希波克拉底镇建立。据说这座学校是由一个希腊人、一个犹太人、一个撒拉逊人和一个拉丁人创立的，在这里诞生了世界上最著名的医学诗歌《萨勒诺养生指南》，整首诗大概有 3 000 句，其创作过程大概持续了 150 年之久（大约 1100 年至 1250 年间）。这本书本质上是“如何”关注健康，提出了应对各种疾病的建议，已印刷 300 多版。在伊丽莎白女王的坚持下，英文版本最终于 1607 年出版。另一个英文版本于 1870 年在费城出版。毋庸置疑，里面含有口腔健康方面的内容，如下诗句是讲如何治疗牙痛的，大意是：

如果你的牙齿突然疼痛，
意味着牙齿里有小蠕虫，
疼痛可以制止，
只需饭后保持牙齿清洁：
燃烧天仙子（让牙龈中的牙虫快速脱落），
把天仙子和洋葱种子放到牙洞里，
用烟熏，疼痛便会缓和。
辅以坚果、花瓣、鳗鱼以及冰敷头部，
还要记得吃些新鲜水果。

第三章　牙医在家吗

——尿液漱口水与专业牙医学启蒙时代的到来

1527 年，圣约翰节[①]开始在瑞士的巴塞尔盛行。理性的自由之风吹遍了整个欧洲，吹旺了篝火里的熊熊火焰，大学生们在节日当晚也聚集在一起来庆祝这个高端的年度狂欢节。泰奥弗拉斯托斯·博姆巴斯茨·冯·霍恩海姆，当时已改名为菲利普斯·胡烈奥路斯· 帕拉塞尔苏斯，才担任大学的外科学教授不久。他选择了在圣约翰节当晚开始他的演讲，刚开始演讲，他就把一本那个时代的医学教科书——阿维森纳的《医典》扔进了火堆。

“圣约翰的火啊，”帕拉塞尔苏斯对着人群说，“让所有的苦难随着空气中的烟雾飘散吧。”从那时起他的经典镜头就一直出现在医学院的走廊里。焚烧了阿维森纳的书籍之后，他便向盖仑的著作发起了进攻，意欲结束一代名人的统治地位，反映了那个时代反独裁主义的大胆精神。

炼金术士兼医生帕拉塞尔苏斯（约 1493—约 1541）宣称他的笔名取自著名的罗马医生塞尔苏斯，并将超越他。帕拉塞尔苏斯认为炼金术中的未经加工过的原材料硫、铁、铅、硫酸铜、砷、锑和汞均可用于愈合艺术，从而把化学药理学引入了西药学。他那以化学为基础的观点是建立在体液理论的基础之上的。他的治疗方法在当时得到了广泛好评，尤其是在欧洲出现无法遏制的瘟疫与梅毒传染病后（因为其他的药都没有作用）。

他介绍的一些化学品和元素，在随后的牙医学和医学实践中发挥了很大的作用，但也会对患者造成伤害。他从化学疗法者巴兹尔·瓦伦丁那里借用了“牙垢”这一术语，并将其引入常规医学中。他把这些牙垢比作酒桶里的矿石堆积物。

最终帕拉塞尔苏斯因为非正统教学和酗酒被赶出国。虽然他坚持写作、教书，但在口腔研究方面却没有多少进展。历史学家赫尔曼·普林茨总结道：“……这个天才对口腔医学的进步没有做出任何重要的贡献。”这样的评价也许过于苛刻。毕竟帕拉塞尔苏斯是把鸦片引入西方医学的第一人，鸦片在后来的牙医学上发挥了重要作用，它可以减轻其他未经筛选的治疗剂所带来的痛苦。

---

①圣约翰节在每年的 6 月 24 日。

阿拉伯沙漠中的探索

西方的整体文明在黑暗时代还是有所发展的。当欧洲处在长达千年之久的恐惧时，伊斯兰世界成为一个不断前进的知性主义和探求真理的中心。

欧洲觉醒前的第一道曙光来自波斯医生雷泽斯（约841—926）的里程碑式的著作。他的著作被视为罗马帝国崩溃后医学和牙医学知识开始进步的第一个台阶，尽管前进的脚步看上去有些蹒跚。雷泽斯认为冷的、热的、发炎的，或浓稠的体液都可能引起牙痛，不同的牙痛原因需要用到不同的治疗方法。由冷的或浓稠的体液引起的牙痛应用解毒药（含鸦片），或者使用胡椒和尼古丁的混合物。对于热的体液引起的牙痛，需要用冷的物质治疗。对于发炎的牙齿，需要在面部或太阳穴处拔火罐或采用静脉放血来治疗。若是牙龈红肿则需用放血、划痕和烧灼的方法治疗。

雷泽斯的一些建议产生了深远的影响，比如他要求人们远离所有的江湖郎中：

有很多卖艺人和冒牌医学者经常使用雕虫小技给病人看病，这本专著不会对他们予以详述。他们的粗鲁就等于犯罪，是他们让患者在临终前还忍受着疼痛的折磨。他们自称在脑后做一个十字形的切口就可治愈癫痫。有人说他们可以从病人的鼻子里引出蛇，或从病人的牙齿里挑出蠕虫。可笑的是却总有些愚钝的人会选择相信他们。

阿维森纳（980—1037）就是《医典》（后来帕拉塞尔苏斯将其烧毁）的作者，他是一个很有影响力的医生，他相信牙齿蠕虫的存在并且支持体液理论。他推荐用熏蒸的方式来清除牙齿中的蠕虫以及晃动病牙以排出病态的体液。他还主张在坏牙上钻孔以释放病态液体，然后把药物直接放入钻孔中。

穆斯林如同基督教教会官员一样，也反对泻血。阿布卡西斯（1050—1122）是中世纪最有才华的作家和外科医生之一，他对牙科研究有着浓厚的兴趣但他尽量避免使病人在治疗过程中流血。当不得不施行拔牙手术时，他先把山达脂（黄色硫化砷）置于牙龈下数天以松动牙齿。其他伊斯兰医生也在拔牙前使用砷剂来松动牙齿。当时流行的叙利亚治疗方法是把强酸泼在地面上，然后将发生反应后产生的沸腾的泥浆涂抹在患病的牙齿上。

阿布卡西斯是第一个专注于口腔及牙弓畸形治疗方法的人。作为一个土生土长的科尔多瓦人，他的不朽著作《方法》包含了外科手术的主要论述，共三部分。其中一部分包含了牙科器械的介绍（这是第一本介绍牙科器械的书），里面介绍了十四种不同的刮削器和刮除器以及正确的使用方法：

有时在牙齿表面（内表和外表），沉积着许多粗糙丑陋的黑色、绿色或黄色的牙垢，这些物质会渗及牙龈，经过一定时间，牙齿便没了保护层。让病人的头靠在你的膝盖上，为其刮净牙齿和臼齿。

但他最担心的是做口腔外科手术的理发匠，他建议人们不要去找理发匠拔牙。他讽刺他们的拔牙技术和器械，并狠狠地埋怨皇室允许他们（对牙齿一无所知）做与牙齿有关的工作，尤其是拔牙。

阿布卡西斯是第一个提及理发匠—外科医生作为口腔卫生保健提供者的人。难道他的批评不是出于从业者的嫉妒吗？开创性的牙科历史学家文森佐·圭里尼推测，理发店的工具可能还优于阿布卡西斯自己的工具。

这是有可能的……尽管阿布卡西斯非常看不起理发匠，但后者拔牙所使用的钳子远比他所描绘的那些器械更合适……这些人肯定有很痛苦的拔牙经历，可以从阿布卡西斯自己所说的话语中予以证明。

阿布卡西斯采用的拔牙疗法还很烦琐。除了用山达脂（和塞尔苏斯所用方法一样），他建议要切开牙龈，然后用手指和拇指或钳子夹住牙齿来回摇晃。正如圭里尼指出的那样，“无知的理发匠，用快速的方法，至少在没有止痛药的情况下减少了可怕的拔牙经历”。

虽然圭里尼称他们为愚蠢的理发匠，因为他们造成了许多严重的伤害，但各类从业人员也做了同样甚至更糟的事情，第一个由于拔牙死亡的案例记录就足以表明。1045 年，阿拉伯作家卡里奥潘图斯曾讲述：

在戴尔菲岛，一位经验不足的医生拔除了一颗疼痛的磨牙，导致一位哲学家死亡。由于牙髓源于大脑，疼痛延续到肺部，从而导致哲学家死亡。

从这段描述中，很难确定其确切的死亡原因，就像病人不知道他在死后会被授予哲学家的称号一样。

13 世纪，牙医界臭名昭著的阿尔佐巴里开始揭露骗子和江湖游医的伎俩，他抨击了蠕虫理论并阐述这些医疗方法都是骗人的。他在自己的作品中描述道：有些人会将真的蠕虫藏在大戟植物蛋糕里，将蛋糕放进患者嘴里软化后，骗子便用镊子或手指从患者嘴里拿出蠕虫，东方的骗子则将蛆虫匿藏在中空的器具中，然后随着拔出的牙齿拉出蛆虫。

阿尔佐巴里还解释了用莨菪种子熏蒸蠕虫的真相：燃烧的每个种子内有小胚芽，尽管几个世纪过去了，但这些医生还是欺骗患者说这些小胚芽就是蠕虫。

牙科的复兴

当文艺复兴在意大利兴起时，牙医学也在继续发展。丰富的艺术和科学逆流引导着领先的工匠以及医学理论家和医学从业人员。意大利著名雕塑家和金匠本韦努托·切利尼（1500—1571）发明了一种铸金模具，这种模具是镶牙的雏形。文艺复兴时期的代表人物莱昂纳多·达·芬奇（1452—1519），详细地解剖了牙齿构造并绘制了精细的上颌窦①效果图。

又回到了艺术与牙科结合的时代，已经湮没于罗马的牙科技术也有了些许的进步，如再次使用填充材料。古人用各种延展性材料填充窝洞，但直到15世纪末才出现金属填充材料。意大利医师与外科医师乔瓦尼·德·阿克利（约1412—1484）记载了用薄薄的金箔软材料来填充牙齿。从他的实践描述中，可以推断出那个时代选择用黄金做牙齿填充物是相当普遍的。

阿克利还结合牙齿蠕虫和体液理论，提出了新的引起牙痛的病因假设。他认为，牙齿蠕虫产生于病态的体液。他还认为，消化不良会引起牙病，并建议餐后不要立即做运动（比如洗浴）。他也主张用烧灼、放血和泻药疗法来治疗牙痛。

一个值得思考的例子是，虽然大多数专家建议避开拔牙匠和冒充内行者，但一位来自拉帕洛的著名意大利外科医师乔瓦尼·达·维戈（1460—1520）却建议外科医师向他们学习：

> 拔除牙齿需要有实际操作经验的人，因此，许多医学和外科学术界的权威说，这项业务应该留给技艺娴熟的理发匠和江湖游医。若外科医师想让手术成功，他就需要经常向这些理发匠学习如何熟练地拔牙。看过他们的拔牙过程后，脑海里就会对整个拔牙过程留有深刻的印象，这是一种有效提高外科医师拔牙水平的方法。

维戈在《外科艺术实践》中还写了关于牙科脓肿的治疗方法，他建议在填充牙齿前有必要做些其他的准备。在用金箔充填牙齿之前，要用环钻、锉刀和外科手术刀仔细地制备洞型以使填充物和牙洞吻合。为防止暴露的牙髓发生感染，一些医生使用了砷剂。然而，使用砷剂会杀死牙髓组织，但该药剂一直在使用中。直到20世纪初，引入了普鲁卡因后，砷剂的使用才日渐式微。

不只是病人的牙齿，患者本身也得到了更好的对待。痛苦的治疗过程通常是尴尬和丢脸的。那个时代的患者在看牙时通常仰卧在地板或地面上。牙医会跪在地上，抓住病人的头部以使其固定。据记载，比萨的教授奇奥卡尼·普拉蒂利奥（1450—1525）是让病人坐着治疗的第一位牙医。

---

①上颌窦：位于上颌骨内，窦腔平均容积约13mL。前壁的中央壁薄，且向窦腔凹陷，称尖牙窝。

博学的盖伊

一直在巅峰徘徊的法国也把自己定位在牙科发展的前沿。盖伊·德·乔利亚克（1300—1368）是14世纪法国最著名的外科医师，他写了许多有关牙科疾病及其治疗方法的著作。他的著作《大外科学》在他死后一百多年（1478年）才出版，一直到18世纪才成为外科教学的标准教科书。

乔利亚克是一个理性主义者，他使医疗实践摆脱了魔法和巫术的干扰，就如同希波克拉底1 500多年前曾做过的一样。作为蒙彼利埃大学的一名教授，他对致力于口腔事业的专科人员很同情，称“牙外科实践已构成了一个专业”且“外科医生嫌弃的理发匠和牙医适合做牙科手术”。

他使用了“dentista”这一术语，“dentist”（牙医）就源于这个术语。这个词语第一次出现在印刷品中，就是出于他的著作。他还使用了“dentateur”和“dentator”等术语。

作为蠕虫理论的支持者，他建议将韭菜、洋葱、莨菪种子与山羊油混合后熏蒸，用蒸汽驱逐蠕虫。在嘴唇、舌头和面部静脉处放血是他所主张的其他治疗方法。乔利亚克还推荐使用药物（由鸦片、莨菪碱和生菜汤剂制作而成）麻醉病人，使其进行无痛手术。

随着其他医学学科的发展，口腔领域的道路也开始拓宽，一些人成了涉足口腔研究的医学先驱。安布罗伊斯·帕雷（1510—1590）就荣获了两个称号，分别是“现代外科之父”和“牙外科的养父”。

他在一家理发店开始他的职业生涯。当然，这个职位需要外科技能，很快他的天赋就在这个舞台上得以展现。他曾在武装部队司令身边担任过短期军医。那些可怕伤口（通常是宗教法规、枪支和其他国家的先进武器造成的）让他拓展了义颌以及外科技术方面的知识。当时，一般用沸油和火烤处理伤口。帕雷抛弃了灼热的工具，将火盆和油罐送给了厨师，仅用润肤剂和绷带治疗伤口。他使得患者的存活率大增，与此同时，他也受到了同行们的敌视。

回归平民生活后，他掀起了外科教育和实践的改革，认为牙医学领域也应该使用同样的缓和原则：

> 拔牙不应该太暴力，否则可能会导致下颌脱位或大脑和眼睛连续震荡，甚至可能在拔牙的同时拔走一部分连接牙齿的下巴（在几个病例中作者本人曾观察到此类情况），更不用说其他接踵而至的严重事故，例如发热、脓肿、大出血，甚至死亡。

然而，从帕雷记载的标准操作程序来看，他似乎偶尔采用标准的且严肃的态度来进行拔牙。他先用耙子松动牙龈组织，然后用推杆把牙齿推离牙槽，并用牙钳或鹈鹕钳夹紧，最后一拽，从牙槽取出牙齿。

他被称作“牙外科的养父”主要是因为他在牙科修复方面做出了开创性工作，是他制作出了第一个人工腭裂板。

帕雷时代的大多数医师对牙科和外科很反感。在那时一个医师若试图拔除一颗牙齿，不能用铁制的工具进行手术，因为那时候人们反对用与铁器有关的东西。在拔牙之前通常要使用酊剂（强酸）松动牙齿。当时，教会也是牙科进步的一大障碍。宗教教义要求人们信仰上帝和亚里士多德，他们认为古人的智慧不容置疑。

解剖学之父安德烈亚斯·维萨里（1514—1564），挑战了那个时代的共识，他反驳盖仑的理论并提出解剖学概念。他的学生加布里勒·法罗皮奥，并没有把自己的全部注意力放在牙洞方面，同时他还关注了其他的腔洞。他提出了阴道和阴蒂等术语，并在他的唯一作品《解剖观察》（出版于 1561 年）中详述了输卵管。他还研究了口腔构成，并对牙齿的发展进行了详细的描述，是第一个描述牙囊的人。

因教会反对解剖，这些领域的探索成了问题。解剖尸体是违法的。为了研究人体，难以抑制的需求引导着人们去停尸房和墓地偷尸体。“偷”尸体市场开始繁荣发展，这种市场在文艺复兴之前甚至都已经开始。尸体在墓地里被连根拔起，有些在下葬之前就已经被盗。于 1319 年出现的第一次关于盗尸的刑事诉讼是偷尸市场的标志性事件。

金牙

在牙医学继续发展的同时，无知的江湖医生也在行动中。牙科领域仍有许多诈骗者以及庸医，他们经常现买现卖。比起 16 世纪末的状况更让人警醒的是关于金牙的事例。第一个受到广泛关注的例子来自雅各布·霍斯特教授于 1593 年出版的《西里西亚的下颌金牙》。这位德国黑尔姆施泰特大学医学院的教授，在作品中报导一个西里西亚的七岁男孩的牙龈里长出了金牙。许多专家对男孩下颌左侧的贵金属磨牙进行了检查，并判定这颗牙是高度精制的，如同金币一样。关于这个奇迹出版了许多小册子，大家都想探究它真正的出处。

霍斯特认为金牙源自超自然的力量。在男孩出生那天，太阳与土星在公羊座产生了大量的热量，促成金属物质的生成，在牙齿形成时分泌出这些物质便形成了金牙。他把该牙齿比作地震、日月食或彗星等重大事件来临的征兆，如果是这样的话，那很可能是罗马皇帝在严惩基督教的敌人。

由于男孩不大情愿张开嘴，使调查研究受到了阻碍。男孩的顽固激怒了一个贵族，他用匕首刺伤了他的脸颊，使他重伤，甚至需要做手术。在做手术的时候，该牙齿的起源之谜终于揭开了。该磨牙的牙尖磨破了金冠，揭穿了这个金牙骗局：与牙洞完全吻合的金冠。然而，这个骗局表明那个时代已经有人精于将金属放入口腔了，这种技术对牙医学的实践非常重要。与此同时，男孩也进了监狱。

一个类似的例子于1674年出现在波兰维尔纳的耶稣会神父的记载里。《形而上学研究》描述了另一个不同寻常的磨牙，这颗牙齿长在一个三岁大的小孩口中，但不是金色的，这一颗颜色似乎更淡些。经确认，这颗牙齿是由牙垢堆积而成的。

这些都是启蒙时代引发的探索之风。当帕拉塞尔苏斯用他的智慧鼓舞他的学生们采取激烈反抗行动时，变革之风又开始盛行。教会再也无法控制这种局面了。

精美的印刷品——牙科文献的开端

约翰内斯·古腾堡（约1390—1468）于1450年发明的西方活字印刷术，使牙医学领域出现了真正的参考文献。大量的书籍和小册子接踵而至，它们巩固了牙医学作为一个独立的医学专业的身份。羊皮纸上以及广泛的口头传播中关于牙医学的描述也出现了许多误解和谬误，但这些都能容忍。

1530年，第一本完全专注于牙医学的著作《牙医学》，在德国匿名发表。这是一本44页的小册子，讨论的内容主要是关于牙齿的松动、龋齿和牙齿蠕虫。该书是以德语而不是拉丁语书写的。德语著作更能受到读者的青睐（因为在当时拉丁语是高等教育者使用的语言），未受过教育的理发匠、理发匠—外科医生和外科医生等都将其作为训练手册而广泛使用。

“牙痛到底是什么样的？只有患过牙痛的人才知道，我想没有比牙痛更痛苦的了”，作者写道，并建议采取多种治疗方法。但是，“如果疼痛用任何方法都不能缓解的话，为了不影响其他的牙齿，你必须用最后的手段以趋利避害，即拔出坏牙，拔牙必须要由有经验的人来实施，因为不明智地拔牙极易造成损伤”。在描述了拔牙程序后，这本书还指出应如何应对已经发生的伤害。

判断颚骨是否破碎或部分折断的标志是看牙齿流出的血液是否比平常的多，是否伴有下巴肿胀（通常无法开口说话）以及口腔溃烂和肿胀。

《牙医学》的最后一个版本于1576年出版，当时已刊印了14版。

《如何保持健康、加强和恢复眼睛及视力以及如何进一步保持口腔清新、牙齿清洁、牙龈稳固》这本书也出版于德国。这本书由沃尔特·赫尔曼·里夫所著，于1544年出版，书中说明了标题的各部分之间有着密切的联系，即：

> 眼睛和牙齿有着密切联系，很容易同时患病，因此若一方不健康，另一方也不可能完全健康。

里夫的后续著作《小手术》和《大手术》，包含了许多现代牙科器械的插图介绍。他详细绘制了牙钳、鹈鹕钳、牙挺、密封器、地舌刮器和挖匙，这些器具足以让人感觉恐怖。然而，一个破碎的下颌骨插图以及相关的修复器械，说明了口腔护理复杂的发展过程。

也正是在这一时期，卡尔达诺（1501—1576）指出，口腔中有些牙齿出现较晚，并指出由于第三磨牙很晚出现，所以它们被称为智齿。

1557 年，从西班牙传来理性的声音，内科医师弗朗西斯科·马丁内兹出版了一本无足轻重的书，书中包含了一组关于蠕虫理论的对话。一个名叫瓦莱里奥的人说："我认为坏牙中没有虫子，牙坏了仅仅是普通的腐烂导致的，一直以来用莨菪熏蒸是一个骗局。"

另一个受广泛关注的早期作品是约翰·史蒂芬·斯特罗贝尔伯格的《论拔牙痛风》，大致译为"牙龈痛"或"牙齿的痛风"。此书于 1630 年出版，它收集了当时的牙科治疗方法，其中大多数方法是有问题的。斯特罗贝尔伯格是卡尔斯巴德皇家浴池的内科医师。他或许没有享受过底层阶级的澡堂理发匠—外科医生所提供的服务，因此，他本人可能从未拔过一颗牙，从未运用过水蛭疗法或拔火罐，甚至从未切过脓肿。为替代拔牙器械，斯特罗贝尔伯格推荐使用绿色树蛙的脂肪。虽然这种建议在牙医学的书籍中无处不在，但大家对于这样的生物是否真正存在表示很怀疑。

一些历史学家宣称斯特罗贝尔伯格的著作在牙科文献中与佚名的《牙医学》相比，明显逊色很多。然而，圭里尼发现了该著作的意义："它让我们清晰地了解到，在 17 世纪上半叶牙科艺术的发展仍处于萧条状态。"

所有这些在牙科文献史前三十年出现的著作与其他书籍和小册子，针对的是主流市场。第一本针对专业读者的牙医书籍，由巴特罗米欧·欧斯塔齐奥著于 1563 年并在威尼斯出版社出版。这是第一部完整的关于牙齿解剖的著作，它对胚胎学和生理学进行了详细描述。

牙科书籍的出版证明了出版业的成功。到了 16 世纪末，在欧洲大陆已出版 40 多本关于牙医学和牙体解剖的书。但当欧洲大陆被淹没在大量的牙科书籍中时，英国人很少关注牙科书籍，然而他们却很关注牙齿的外表。直到约 1687 年，第一部英文版的牙医学著作才发表，是由查尔斯·阿伦所著的《有关牙齿的外科难点的奇妙观察，如何保持牙齿和牙龈免受伤害》。虽然 56 页的小册子并没有实现新的突破，但它至少打破了语言的障碍。

牙医的黎明时代

当冒充内行者统治新桥时，巴黎赢得了大陆牙科之都的美誉。自 16 世纪初以来，大学培训的牙科专科医生一直在做他们的生意，他们被称为牙医（dentateurs）。他们被授予各种称谓以区分理发匠和牙外科医师。毕业生分为牙病治疗者、牙齿专家和外科医生（专门进行手术）。

到了1622年，一些法国从业人员以外科医生—牙医的称谓开始营业。据说，那个时代进步的功劳大多归功于太阳王路易十四（1638—1715）。凡尔赛豪华的季节性营地是时代的享乐主义者（他们十分注重外表、青春、美貌和完美的体型）最常去的地方。牙齿是外表的关键部分，因此就对牙齿修复工作和义齿产生大量需求，进而出现了先进的牙科技工岗位。

到了17世纪末，甚至连英国的拔牙匠们的生意也做得风生水起。或许是为了掩饰自己的过去，他们自称为“牙齿治疗者”，然而还是继续专注于拔牙。

1683年，当荷兰代尔夫特的安东尼·列文虎克开始用他发明的显微镜观测牙垢时，人们从此改变了对牙齿和口腔的概观。他发现了一个数量庞大的生物群，并打了个比方：“牙垢里的生物数量实在是太多了，我相信它们已经超过了这个王国的人口数量。”

真正的牙医学于18世纪诞生了，这是一个划时代的事件。1700年，法国外科医学院开设了牙外科系。在随后的日子里，毕业生要接受定期的考试，一位历史学家指出，“我们必须要记住这一时刻，在现代，这种艺术规则的确立，代表着牙科成为外科实践中的一个独立分支”。

同年，在伦敦，解剖学家威廉·库珀（1666—1709）做了一个拔除第一恒磨牙①的手术，手术累及上颌窦，然后他就大胆地将腔窦或窦腔引入牙医学。一个同时代的人詹姆斯·德雷克在书中描述，他可能是用已知的技术（外科医生称之为著名的库珀—德雷克疗法）治疗病窦的第一位外科医生。

这给未来的年轻牙医如皮埃尔·福查德（1678—1761）的成长创造了良好的氛围。

皮埃尔·福查德以“牙医学之父”而著称，他在口腔方面做出了非常大的贡献。

牙医学之父

皮埃尔·福查德1728年的作品《外科牙医》以及两个后续版本分别出版于1756年和1786年，被认为是口腔护理发展过程中的里程碑，这本书的出版标志着牙医学开始进入新时代。

福查德反对那个时代的庸医医术，然而他自己的治疗方法也有很多问题：例如他建议用尿液漱口医治牙痛，即“应该将尿液含在口中一段时间以发挥它的作用”。

福查德约于1678年出生在布列塔尼。他小时候对儿童的游戏从不感兴趣，他后来写道：“我从小就注定要从事和手术相关的工作。”他在国王的海军部队

①第一恒磨牙：第一恒磨牙是恒牙列最早萌出的牙齿，在胚胎3～4个月第一恒磨牙牙胚开始形成，出生时开始钙化，2～3岁牙冠钙化完成，6～7岁萌出于口腔内。

中获得了第一次牙科训练，这是所有的海军外科医生都要学习的。航海生涯中他肯定经历了各种挑战，比如哑火的大炮、酗酒打架、坏血病及口腔其他疾病等。他受益于亚历山大·坡特勒里特（一位优秀的外科专业教师和口腔疾病专家）。“我把从他那里获得的知识应用于手术，并且这位能人的先进技艺，激发了我的探索道路，从而使我有了新的发现。”他写道。

从海军退役后，福查德开始在巴黎的私人诊所工作，他成了这个城市的顶级牙医之一。他的著作中既描述了牙齿的好处也描述了牙齿的坏处：“在自然条件下牙齿是人体所有骨骼中最坚硬的；但同时又最易患病，从而引起急性疼痛，甚至有时会变得非常危险，”他说，“这种牙痛的经验我们都有。”

他还说只要牙开始痛，那么痛感只会愈演愈烈。“因此，一个人去最近的地方做拔牙手术再正常不过了。然而，在患者看来这些手术非常简单常见，所以要让他们了解其中的危险是极其困难的。”

他在义齿手术中展现了他卓越的技能。他常用真丝、亚麻布和金属丝来固定假牙，并做牙齿搭桥手术。他首创了固定牙冠和桥体的原则，把人造牙冠放在牙根上以及从病变牙齿中去除残余的牙髓。

作为一个敏锐的观察者和大胆的思考者，福查德通过宣传他所知道的一切，给牙医学发展带来了部分影响。而前人则是尽力掩饰他们所拥有的智慧。福查德把所有的知识都总结在《外科牙医》这本书中。对于这本书存在的理由，福查德在小标题里做了说明：

> 这本书也可称作《关于牙齿的记述》，意思是保持牙齿的清洁和健康，美白牙齿，修复牙齿缺失部位和治疗相关的牙龈疾病（这些疾病可能蔓延到其他邻近部位导致病变）。

牙医学风靡一时

《外科牙医》不仅揭示了其作者的洞察力，也说明同时代许多人也实践了牙医学，并且对患者造成了一定影响。如福查德所见，牙医学的问题，在于外科医生。“最有名的外科医生已经放弃或者不重视这种手艺。由于这种轻视，导致那些没有理论知识也没有经验的江湖医生增加，他们开始没有原则和方法地乱加操作，大大贬低了牙医学的价值。”

以亨利·阿马里顿为例，大约在1730年，“他的犬齿大小和位置妨碍了他的生活”。这个事件被记录在一个章节里，“一个江湖骗子把一颗牙齿推入了右上颌窦，引发了一宗事故”。

阿马里顿上颌右侧的第一磨牙给他带来许多痛苦，于是他决定拔掉这颗牙齿。阿马里顿决定在大斋节[①]开始时拔掉他的牙齿（福查德从没做过与宗教有关的任何记述）。拔牙手术是由居住在诺奈特的拉罗查学院的一个从业者做的。他把病人放在他“认为的最适合的位置”，用拔牙器扣住患者的牙齿，捡起一块石头，开始敲打拔牙器。他把牙齿撞击到上颌窦位置，直至看不见。

“当牙齿就这样‘消失’了的时候，这个江湖医生非常肯定患者已当场吞下了牙齿。这很可能是因为他没能找到这颗牙齿。”

阿马里顿因为持续不适去求医，但医师们无法确定出现在患者脸颊靠近鼻子地方的无炎症小硬肿瘤的原因。克莱蒙特镇的外科医生们经多次磋商也未能找出原因。当他咨询了巴黎的外科医生后，才发现了问题。必须要把这颗牙齿拔除，要“切开牙龈，用直钳抓住牙根，然后把牙拽出来”。

福查德把部分牙科手术的高事故率归咎为各种不合格的与职业无关的人员所提供的口腔保健服务。他声称：

虽然他们从事的职业与牙齿无关，但是仍要做这些和牙齿相关的事，我估计目前“牙医”的人数比患牙痛的人还要多。甚至有一些刀匠也参与了拔牙。显然，他们想要看看他们的工具在牙齿上的使用效果。我知道镇里的一个刀匠就做着拔牙匠做的事儿。他看了几个冒充内行者的操作手法，就以为用刀拔牙很容易，也加入了拔牙的行列。机会一到，就毫不犹豫地用他的工具把所谓的技能付诸实践，如果他不能拔出完整的牙齿，他就设法一点点儿地取出来。

福查德还叙述了另一个刀匠拔牙的例子，他称那个刀匠为“著名的操作者”。他给一个年轻人做检查时发现他的磨牙上有凹痕并布满了黑色斑点，当即决定要拔除这颗牙齿：

他试图拔掉它，但仅仅除掉了牙冠（其实它是一颗即将脱落的乳牙），这位新医生的视野太过狭隘以至于根本不知道他拔掉的是牙冠。他以为自己犯了一个错误，即把牙齿拔断了。为了不舍弃没有完成的手术，他假装在取牙根，当看到一整颗牙齿时，他惊呆了，这颗牙齿是替换乳牙的恒牙……然而这位刀匠对这件事只字未提，他使这个年轻人白白损失了一颗牙齿。这足以说明这位刀匠的无知和鲁莽，但人们依旧漠不关心地选择信任他们。

行业的工具

福查德描绘了五种他所使用的拔牙工具，所有的牙医都可使用：牙龈刀、冲

---

①大斋节亦称“封斋节”，是基督教的斋戒节期。

头、牙钳、牙挺和鹈鹕钳。牙龈刀用于分离牙体（或牙根）和牙龈。冲头可将牙齿或残端推向牙槽内，以便于拔除。牙钳夹住牙体有助于拔除牙齿。牙挺，旨在拔出牙齿。他说牙挺最易损坏牙齿，他所使用的主要拔牙工具是鹈鹕钳。

据说鹈鹕钳是因向内弯的尖钩（类似于水禽的喙）而得名。该名称的由来和宗教也有关系，在中世纪的基督文化中鹈鹕是神圣的。

福查德还描述了一种新的能够拔牙的鹈鹕钳，“用这种鹈鹕钳拔牙非常麻烦”，而且该器械还会对牙齿造成巨大的损伤。

如我在前面所描述的那样，在我看来，用鹈鹕钳拔牙是最有用的。只要知道怎么使用它，就知道它的作用比其他任何器械的作用都大，而且效果会很明显。不管鹈鹕钳多么完美，不可否认的是它同时也是最危险的拔牙工具。

尽管更关注牙医学，福查德仍视口腔为一个整体。那时的标准治疗方法是有书本记载的，在《四个因牙齿引起的剧烈头痛的案例》中描述了这样一个病例：病人莫布勒伊夫人是南特居民，1715 年患头痛。她的内科医生和外科医生用尽了一切办法也无能为力，随后她找到了福查德。

“这位女士经历了几次放血和清洗，但疼痛并没有减轻。那些江湖医生吩咐她在头部淋浴以及在头部应用水蛭疗法。她遵从了医嘱。但这些方法都没能缓解她的疼痛。”福查德写道。

“这位女士有两颗蛀牙，在吃东西的时候经常牙痛。这让我觉得牙痛可能是她遭受头疼问题的原因。她可能觉得我很有名，故决定到我当时居住的地方——昂热去寻医。当她来了后，我检查了她的口腔，发现她有两颗磨牙龋蚀得非常厉害，一颗在下颌右侧，另一颗在左侧。我断定这两颗牙齿就是她头痛的原因，于是我决定拔掉它们，很快牙齿被拔掉了，这位女士发现折磨了她六个月的痛感完全消除了。”

1729 年，福查德成为首个让病人坐在椅子上看牙的牙医，原来病人都得坐在地上。为了方便治疗他建议使用传统的扶手椅。他的建议有些并不容易实施。比如他建议使用的漱口水、复方药物和麻醉剂就很难制作。一剂简单的药物可能需要很多原料，比如，几盎司珊瑚、一盎司龙血、一些香口胶以及肉桂、丁香和有毒的除虫菊（菊花）根。可能还要掺入乌贼骨及蛋壳灰，并且要制成粉末，用丝网过筛后再混合适量的玫瑰蜂蜜，最后才能在临床上使用。

当然，他也受到那个时代的谬误的影响。他主张放血以缓解牙痛。虽然他不是牙齿蠕虫的支持者，但他也认为若幼虫在口腔中孵化，可能会引起瘙痒甚至使牙齿隐隐作痛。然而，理性从业人员已经不相信牙齿蠕虫的存在了。1757 年，福音派牧师雅各布・克里斯琴・谢弗发表了一篇名为“牙齿里的蠕虫，都是幻想的”的文章，拆穿了牙齿蠕虫的理论。然而，直到 20 世纪，在某些文化中仍有支持牙齿蠕虫理论的人。

牙医横渡海峡

17 世纪中叶，一些英国从业人员开始把自己称为“牙齿操作者”，这个名称源于法国。他们通常以做理发匠学徒、洗牙、拔牙或者用象牙和黄金锻造假牙来开始自己的职业生涯。彼得·德·拉·罗奇是伦敦的首席医师，并被任命为“国王牙齿的操作者”。他的另一个病人是《佩皮斯日记》的作者塞缪尔·佩皮斯①的妻子。佩皮斯在日记里记录了他妻子那丑陋的牙列，当然日记里也记载了一些好消息，如在 1661 年 3 月 11 日晚他写道：“晚上回家发现我的妻子镶了一副由罗奇新做的假牙，现在看起来很漂亮，对此我很高兴。”

18 世纪的拔牙工具和酷刑刑具几乎没什么差别。泻血、服药和灌肠依旧是常用的治疗方式。用于清洁牙齿的工具包括刻刀、凿、刀和 Z 形钩。

拔牙工具的改变在 18 世纪之初：关于牙钥的首次详细描述是在 1725 年，起源不明。它看起来像是一个老式钥匙的末端和鹈鹕头的混合体，像一个带爪的螺丝锥。到了 18 世纪 70 年代，牙钥成为牙医拔牙器械之一。它操作快速，在麻醉剂出现前是拔牙设备的必备工具。钩爪套住牙冠后，在手柄上稍微用力，就足以把牙齿击碎在牙槽窝中。该装置的普及显现在它的名称中。英国人称它为德国牙钥，而德国人称它为英国牙钥。法国人称它为英国牙钥，也有人称其为 frere come 的牙钥（据说，这个名称的由来是因为一位神职人员改良了其设计）。

由于这些工具容易给人们造成恐慌，所以粉末和酊剂在治疗口腔疾病方面仍然非常受欢迎。对于粉末的广告，1717 年的《每日新闻》里有这样一个宣传：

> 它可立刻使牙齿变得像象牙一样洁白，不会变成黑色或黄色，而且可以有效地保护牙齿免受腐蚀的危害，持续使用还有助于永葆青春。它对于牙龈的坏血病有神奇疗效，可以预防感冒或流感，还可以杀死牙齿根部的蠕虫，从而避免牙痛。它是紧固牙齿的利器，是一款具有香味的清洁药品。

18 世纪 50 年代末，“dentist”这个单词还列入了英语词汇，这个词最初源于法语的“dentiste”。还有很多其他词也是源于法语。如拔牙匠还继续使用从法语借来的名称，如“牙齿操作者”和“外科医生操作者”。1764 年 4 月，《伦敦纪事》对这种名称泛滥的现象进行了评论：

> 假装拔牙的拔牙匠，是牙齿操作者；著名的切瓦里尔只是全世界的皇家和天

---

①塞缪尔·佩皮斯是 17 世纪英国作家和政治家，毕业于剑桥大学，著名的《佩皮斯日记》的作者，其日记包括对伦敦大火和大瘟疫等的详细描述，成为 17 世纪最丰富的生活文献。

主教的眼科医生；保罗·朱利安先生也只是头部问题的纠正者；玄学家和牙医遍布每个城镇；看着乡村理发匠—外科医生的店铺门板上写着“牙齿玄学家”，我情不自禁地笑起来。

然而，与拔牙匠不同的是，那些自称为牙医的人一开始并没有提供拔牙服务。他们只是提供了其他的牙科服务和治疗方法。不过，如同他们的前辈一样，他们大多是自学成才的，这种自学的方式持续了一个多世纪。一位19世纪40年代的观察员指出，要想经营牙科“只需要一块铜板以及厚脸皮就可以了”。

然而，一知半解对治疗反而有益。有抱负的牙医从铺天盖地的宣传单中获取了技巧。有前途的从业者成了著名牙医的助手——其中一些人展示出自己惊人的娴熟技巧，并且给这个新兴领域带来了荣誉和信誉。学员可以签署几周的短期课程，若想成为一个正式的学徒，往往要花4年到5年的青春来学习技艺。一个英国的学员描述了他在那个时代所受到的教育：

指导我的是谢菲尔德先生，我与他一起在工作台上工作。偶尔他会让我在他身边亲自看他做手术。他免费为病人看病时我也在场，这些患者每天早晨九点钟到他这里来的目的是缓解疼痛。在我当学徒期间，我帮他做了所有的机械工作，大约三个月后他让我亲自给这些病人免费看病，我还记得我独自拔下第一颗牙齿时的情景，当时我很高兴地说，我成功了。

1768年，第一部用英语写的重要的牙医学著作出现了，即托马斯·伯德默的《畸形的牙齿和牙龈》。伯德默是英王乔治三世的御用牙医，他建议用显微镜来观察牙齿的结构，讨论了糖对牙齿的影响，揭示了牙粉对牙齿造成磨蚀的研究结果。他的研究证明了牙粉不仅可以有效地除去牙齿上的污渍和牙垢，还有其他作用。他发现用某种牙粉刷牙约一个小时就足以磨损牙齿的珐琅质。

然而若不刷牙，可能产生相反的结果，即牙垢迅速积累。他详细描述了所观察到的一个病例：

银行的一位先生，不到23岁……他找到我，让我帮他消除持续的牙痛。我发现他的牙齿完全埋在牙垢里，牙齿上的牙垢联结成了一个块状物，牙齿的缝隙都找不到了，更别说牙齿的形状和大小了。内外的牙龈也都被这些石质的物质所覆盖了，这些坚硬的物质压在牙龈上，导致其疼痛难忍。这些物质的表面厚度不小于半英寸……

他最著名的病人是国王，患上牙痛时，国王不得不屈服于他的臣民（即牙医）。有这样一个记载，当国王要拔牙时，他觉得很害怕，在手术前要了一杯白兰地。虽然不知道当时在场的是否是伯德默，当酒拿来后，国王让牙医递给他。英王乔治三世看着杯子说："我不是要喝酒，我只是想看看你能不能拿得稳。"

英国移植

长期笼罩在法国牙科先驱者的阴影下，英格兰最终出现了土生土长的口腔医学家约翰·亨特（1728—1793）。他的《人齿自然史，牙齿的结构、用途、形成、生长和疾病》于1771年出版，为现代牙齿和颌骨方面的解剖学奠定了基础。随后他的《牙齿疾病的实用专著》发表于1778年，这时的亨特领导着科学的牙医学时代。

在关注牙齿之前，亨特自称是一名外科医生。他推荐的治疗方法"显著非凡"。当然，以今天的标准来看，这些治疗方法有些与众不同。他建议拔除坏牙，随后立即煮沸，之后再重新将牙齿放回牙槽窝内。他声称，煮沸后牙已经死了，牙齿就不存在患有其他疾病的可能性。患者若不选择这种疗法的话，亨特的备份疗法是：用浓硫酸和硝酸或其他有毒化学物质烧灼病牙的神经。如果疼痛仅限于牙齿，他建议先从耳朵下手：用烙铁烫耳。

亨特年轻时厌恶读书，仅受过初级教育。因为他不是一个牙医，所以并不能把他的治疗方法应用于实际。有个历史学家称他的方法"缺乏相关知识"，随后一些作家谴责他目光短浅，没有学历，在牙科方面的研究令人沮丧。但这些谴责在那个时代，对他的著作甚至于他今天的地位都毫无影响。

尽管他在牙科方面有些错误的见解，但他在其他方面却显示出了惊人的先见之明。他的《牙齿上的外来物质》（里面描述了我们今天所说的斑块）可以被看作口腔卫生领域的开创性著作。他说，食用水果和沙拉可以防止我们所知道的涎石积聚，果酸的作用是"防止沉积物的形成"。

亨特做了一个手术，当时人们觉得手术的成功简直就像被施了魔法一样，然而这个手术现在已经得到了科学的解释。他成功地将开始发育的人牙胚植入公鸡的鸡冠，牙在鸡冠处还长得很好。这一实验的成功促使他想要在人类身上尝试类似的方法，引领了一轮牙齿移植的热潮。

帕雷曾在1564年提到过人牙移植，查尔斯·阿伦在他1685年出版的书中也以贬低的口吻提到过。但是亨特的实验和著作引起了新的牙齿移植之风。他经常收集一些新鲜的牙齿，并找几个潜在的捐赠者以保证随时可以有多种选择来帮助填补顾客的空牙槽窝。如果第一个捐赠者的牙齿不适合患者的牙槽窝，则立即拽出，再植入第二个捐赠者的牙齿。一旦植入，新牙就和邻牙绑在一起，直到移植成功后再解绑。

在英格兰和美国，从1750年到1840年，人们经常可以在报纸上看到征集人类牙齿捐助者的广告。1783年，一则出现在纽约《独立杂志》上的广告如下：

现急需门牙，每颗门牙两几尼①，有意者请前往梅登路28号。

这种移植的牙齿几个月就没用了，但直到19世纪初牙齿移植仍然流行于英国和美国的部分地区。成功与否，牙齿移植一直都由公认的从业者阶层里那些并不受人尊敬的牙医来操作。

障眼法

关于牙齿的礼仪和牙齿护理也在不断地发展。在欧洲大陆，皇后经常用时尚的配饰来掩盖坏牙。约瑟芬②皇后的遮丑物件是手帕（当时在法国的价格非常高），因为在正式的聚会中露出坏牙是不适宜的。约瑟芬觉得自己的牙丑得不能见人，从同时代人的评论中可判断出她的看法是正确的。她的一位闺蜜曾评论道："她的小嘴里藏了一口坏牙。"

据说皇后花了几个小时在镜子前练习如何笑不露齿。然而这样还是不行，所以她选择用和她的牙齿一样名贵的手帕遮丑。

据记载，"她习惯携带小手帕，经常优雅地用它遮住嘴唇"。一个遇见她的官僚也说："不管是笑还是哭，她都会把手帕放到嘴唇上来掩饰她那丑陋的牙齿。"

宫女也开始效仿皇后，手帕很快便成为那个时代的"女梳妆间"的一个不可缺少的物件。一文不值的手帕成了最时髦的饰品。

一位著名的奥地利政治家、王子冯·考尼茨里特伯格（1711—1794）特别关注外表和礼节。"他对待牙的习惯已达到了'令人发指'的程度。"牙科历史学家加德纳·福利如是说。珀托斯卡伯爵夫人在她的回忆录中记载道：

桌子一清理完，他的贴身男仆就把镜子、脸盆和刷子放在他面前，然后王子便开始了他每天的晨梳。就像他一个人在穿衣间一样，不慌不忙，然而每个人都要等着他完成梳洗后才能离桌。

晚餐后王子又要开始清洁牙龈，这是我见过的最恶心的洗漱过程。整个过程持续了好长时间，伴随着各种各样的声音。为清洁牙龈，他口袋里揣着上百种工具，为了看清牙齿的里里外外，他还配了各种眼镜以及钳子、刀和剪刀等，数不胜数。

---

①几尼（Guine），1几尼=1.05英镑=21先令，因最初是用几内亚的黄金铸造的而得名。又称畿尼。一几尼为二十一先令，一先令为十二便士，四分之一几尼正好是五先令三便士。

②约瑟芬·博阿尔内（法文：Joséphine de Beauharnais，1763年6月23日—1814年5月29日），原名玛利·罗丝·约瑟芙·塔契·德·拉·帕热利（Marie Rose Josèphe Tascher de la Pagerie），拿破仑的第一任妻子，法兰西第一帝国的第一位皇后，出生于当时的法属西印度群岛的马提尼克岛，和拿破仑于1809年离婚，死于巴黎附近的马尔梅松堡。

第四章　美国的经验

——牙科保健在新大陆引发的一场革命

新大陆的开放氛围，在美国掀起了牙医学的革命热潮。然而，新大陆的钻牙和填充的牙科历史纪录，很长一段时间是由来自旧大陆的患者撰写的。

土著的牙齿

因为土著居民的饮食为简单的谷物、水果和蔬菜，所以他们的牙齿几乎没受到损害，因此他们创造了自己的修饰方法。中南美洲关于损毁牙齿修复的丰富记录证明了他们在这方面的技能。前哥伦布时期社会上流行整容手术，在许多头骨的牙齿上发现了黄金、翡翠、赤铁矿石、绿松石、水晶和黑曜石。人们认为原始弓钻是用来制造人工腔洞以便于镶嵌珍贵矿物和金属的，例如将金圆盘插入上切牙，顾客在露出微笑时可显示其富有。牙科记录表明了他们对磨锉牙齿的喜好，这被称为“太阳神的时尚”，因为中美洲的太阳神有同样的磨锉牙齿。

北美洲部落在牙齿工作方面并没有做过任何复杂的手术，但如同他们的南方同胞一样，他们也很少出现蛀牙。

他们把自己的牙齿健康归因于烟草和魔法。尽管大家都知道牙痛的存在，但针对其出现的治疗方法却很罕见。其中有一种方法是：在日出之前切下一块草皮，对着草皮呼吸三次，然后把它放回原处。预防口腔医学方面也提倡使用这种方法，为避免失去牙齿，建议人们看到流星时对着它吐口水。为了确保牙齿终身健康，捉一条绿蛇，拽着它的脖颈和尾巴，来回从上到下抚摸七次，然后放走。此仪式后，四天不吃腌制的食物。

19 世纪中叶，内布拉斯加州奥马哈的牧师威廉·里奇描述了一个波尼族印第安人的治疗方法（这种方法可能已经存在几个世纪了）。这位医生曾为一位病人治疗过发炎的第三磨牙。据里奇说，医生“在一个半圈里围着病人跳舞，葫芦发出喀啦喀啦的响声……（接着）他拿出一把小石刀，在病人的脸颊上划一个‘X’形切口，直接撬动牙齿。他在切口上轻轻地吸吮……假装拔出了犬齿……然后猛掷入火中。‘邪恶的神灵不能再利用它了。’他得意地说”。据说病人竟愚蠢地相信自己的牙已被拔掉了。

由于随后欧洲的殖民者带来了旧大陆的美食，美洲土著人的口腔健康水平便急剧下降。

致命的牙病

尽管“五月花”[①]没有给美国带来牙医学，但是修船所使用的工具诸如杠杆、钳子却成为拔牙工具的一部分。伴随着14艘军舰和1 500个移民，牙医学于1630年7月6日登陆新大陆的波士顿港。由新英格兰理事会（一个由其母公司普利茅斯公司重组后形成的企业）派出的三位理发匠—外科医生也在其中。人们在关注这块新大陆的时候并没有料到这些理发匠—外科医生的想法和潜在恐慌，即潜在的病人少，行业竞争大。一位理发匠—外科医生威廉·丁力遇到的问题，也是众多被驱逐出英格兰的殖民者所面临的首要问题：宗教迫害。由于丁力信奉“特有的宗教观念”（历史学家伯恩哈德·温伯格给了这个称呼），他被褫夺了公民权并被谴责为异端分子。

1638年的冬天，一场猛烈的暴风雪来袭，一位罗克斯伯里人让丁力到他家给他拔牙。他和来接他的女佣迷了路，最后被冻死了。他们的尸体在几天后才被发现。丁力因此成为美国理发匠—外科医生在岗时失去生命的第一人。也许就因为丁力在那暴风雪之夜逝去，所以医学上传统的上门出诊就不再流行了。丁力死后不久，他的妻子生下了一个儿子，取名为法则·丁力（Fathergone Dinly）。

丁力和他的患者都知道，这样的气候不利于牙医和病人。一位历史学家说殖民地“未能为医学界提供肥沃的土壤”。那些寻求治疗的人往往是重病患者。到了18世纪，文献记载了3～7位理发匠—外科医生在马萨诸塞州做过诊疗。他们用水银治疗牙病，结果使患者失去了更多的牙齿，甚至有时牙全掉光了。有一个贫穷的木匠，他的牙全掉了。为了补牙，他提出用他的搂草耙子支付治疗费用，医生接受了。这位木匠用新木料制作了假牙，医生帮他植入了假牙，但在太阳下晒了几天后，所有的假牙都掉光了，他又恢复了原来的样子。

1672年出版的书中，包含了止牙痛的糟糕建议：“用鱼鹰嘴啄叼牙龈可以止牙痛，用角鲨背鳍划开牙龈也可治愈牙痛。”

肮脏的牙齿与新闻自由

在美国的早期历史中，报纸如同殖民地事业的号角，起到了很大的作用，这对牙医学也是如此。广告促进了原从业人员的服务，牙齿的历史记录丰富了起来。最令人瞩目的是美国历史和美国牙医学，它们之间有着千丝万缕的联系。

一个有影响力的刊物是《纽约周刊》，哥谭镇（纽约市）的著名刊物，由《新世界》创始者新闻记者约翰·彼得·曾格（1697—1746）出版发行。1733年《纽约周刊》出版后，作为一个训练有素的媒体人，曾格担任过编辑，他自称是

[①]“五月花”号（The Mayflower），英国第一艘载运清教徒移民驶往北美殖民地的船只。

暴动的煽动者，并对自己所起的作用感到很欣慰。杂志中不包含任何的文学情感，但凸显了激烈的反君主主义思想。他将该周刊作为一个平台来攻击卑鄙的纽约州州长威廉·考斯贝贪婪的政策以及支持他的人们。正是在这种背景下，肮脏的牙齿开始在殖民地的新闻自由中发挥举足轻重的作用。

曾格众多的文章都是批判考斯贝的口腔卫生。他声称州长有着一口肮脏的嘴和讨厌的假牙。考斯贝为此发怒了，以煽动性的诽谤罪判曾格入狱。来自费城的著名律师安德鲁·汉密尔顿为曾格辩护，成功地辩称这篇文章并不是诽谤，曾格因此被无罪释放。这次案例是首个反对司法专制的胜诉案例，对殖民地的新闻自由产生了重要的影响。

戴上假发的牙医学

殖民地第一位著名的拔牙匠是詹姆斯·里丁。与丁力一样，他去世后才得到了世人的认可。我们所知道的有关他行医的情况是在他去世后，1735 年《周刊杂志》刊载了一些他的生平情况：

> 詹姆斯·米尔斯拔牙及取出残根的技巧很娴熟，是因为他受到过著名的拔牙医生詹姆斯·里丁的指导，据说他在逝去的里丁的家里开了一间拔牙的店铺，毗邻旧斯利普市场。

米尔斯是里丁的姐夫。但米尔斯接管死者的业务并不只是因为姻亲关系。米尔斯是假发制造商，牙科是他众多的副业之一。牙科历史学家马克斯·杰斯韦德指出，“殖民地时期假发制造商的历史也是拔牙匠的历史”。

殖民地的假发制造商由理发匠演变而来，他们对头发再熟悉不过了。当假发席卷殖民地时尚界时，理发匠就跟上了这种潮流。此外，假发供应商还帮顾客泻血和拔牙。

虽然自古埃及时代起就有人戴假发，但直到 1624 年，当路易十三戴了假发后，假发才开始真正流行起来。太阳王路易十四意识到自己的头发开始脱落时，也跟上了这股潮流。他这一跟风，假发风潮便在凡尔赛风靡起来，并很快蔓延到其他皇家宫廷。这一风潮很快便扩散到了英国的上流阶层，然后是殖民地。

尽管清教徒反对使用假发，但他们并没有阻止其蔓延。到了 18 世纪初，男男女女开始毫无顾忌地戴假发。假发制造商的生意异常红火。当时，泻血及拔牙的收入远低于做假发的利润。那个时代的发票上注明泻血需两先令六便士，拔牙仅需一先令三便士。然而，一套假发通常至少需要十先令，新的假发甚至要花费好几英镑。

在弗吉尼亚的殖民地威廉斯堡镇有一个国王纹章理发店，在里面可以看到做假发的工具，还可以看到该镇的假发制造商所使用的拔牙工具。

制作假发的工匠并不是唯一兼管牙科的商人（或者说担任牙医的角色），1799 年的《波士顿独立纪事》和《通用广告》中的广告可以证明：

惠特洛克，大家常在剧院看见他（在舞台上担任牙医角色），其在剧院的工作已结束。现在真正有机会给人们看牙了。

惠特洛克在舞台上取得了相当大的名气，早在 1793 年，在美国，他就经常在舞台上担任牙医角色，是牙医演艺圈中的一大人物。同样出名的还有法国演员让·巴普蒂斯特，他的声誉甚至超过了他的父亲——牙医学大师皮埃尔·福查德。法国著名戏剧明星塔尔马是另外一个因担任牙医角色而出名的人物。

法国的改进

法国的拔牙操作者像英国人一样给殖民者留下了深刻的印象。第一个到访美国的从业人员是在法国接受训练的牙医罗奎特先生。他于 1749 年底从巴黎来到波士顿，同年 7 月 3 日《独立广告人》刊登了他的广告，并列举了他的服务项目：

……他可有效地治疗顽固的口臭，并可清除所有的龋齿和残根，灼烧颌骨上的牙龈，不会有丝毫的痛楚或不适；镶戴用非洲象牙制作的假牙，涂上玫瑰色珐琅，将其完美地镶嵌在颌骨上，那些时尚的人们在吃、喝、发誓、说话、诽谤、争吵时，不再怕露出他们的牙齿。对上流社会的人们和国会议员只允许现金交易，但对于市民、商人和律师可予以适当的赊欠。

牙齿操作者迈克尔·波雷 1768 年从巴黎来到美国，居住在纽约，创作了第一篇关于美洲牙医学的文章，于 1769 年刊登在《纽约公报》和《水星周刊》上，文中他抨击了各类本土从业者：

牙齿操作者有许多错误，他们相信也坦率地承认操作很危险。然而，他们却敢于承担各种牙齿操作，特别是固定松动的牙齿，填补蛀牙，治疗牙痛，美白牙齿，并想着将这些坏牙恢复成健康的牙齿。但每天都能听到那些遭受剧烈疼痛的女士们和先生们的呼喊声，这样的治疗方法加上那高昂的治疗费用，让大众们觉得这些牙医比小偷还残忍。一个人丢失一点钱或一条手帕，在任何时候都比失去他们的牙齿要好得多，因为前者不会带来麻烦的事情，而拔了牙却会对人们的生活造成巨大影响；很多牙齿操作者给患者拔了牙后，就相当于毁了整口牙。

在回顾“我有幸护理许多尊贵的口腔”时，波雷阐述了他的理念：由于牙齿可以控制口腔气流，所以在调节消化方面至关重要。因此，牙齿疾病可能妨碍口腔能力，诸如："牙齿健康能够帮助吸收净化我们生命所需的空气；一旦牙齿受伤，就会导致疾病。就比如说牙齿间有缝隙，会加快空气进出口腔的速度，从而引起胃部的不适。"

另一个法国人，"伦敦玄学家和牙医"杜布克博士，他表示自己"乐于承担许多疾病的治疗，其中包括癌症"。他早已臭名昭著，根本不用在报纸上登广告宣传。他曾被 1776 年的《纽约宪法报》报道过：

著名的法国人杜布克博士，一月份由于偷窃靛蓝染料等事件让人印象深刻，周四他搭乘安博伊号从这座城市离开，前往费城和南方殖民地。他自称牙医，并以不同的名字穿越东部殖民地。

英国人来了

另一位旧大陆的医生罗伯特·伍芬德尔于 1766 年从英格兰抵达美国。他曾在《纽约水星》吹嘘自己的能力无人能敌：

罗伯特·伍芬德尔：

外科医生—牙医，最近从伦敦抵达（他师从英国女王的牙医托马斯·伯德默先生），现告知公众，他做的关于牙齿、牙龈、牙槽和腭骨等方面的治疗，比如固定人工牙，整个治疗过程无痛，并且不会给患者带来任何不便。

1766 年 11 月 13 日

尽管天资卓越，但伍芬德尔并未能在这块殖民地上发展起自己的事业。1768 年他回到了英国，在谢菲尔德开了一间药店。当得到伯德默的指导后，伍芬德尔这位自称受人尊敬的牙医在 1773 年《英格兰约克郡报》的广告中回应了一些声明：

伯德默先生对伍芬德尔先生的轻率行为感到很遗憾，在报纸上他丝毫没有注意到，迫使他为自己澄清。伯德默先生不希望影响这位年轻人，因为他的意见可能会影响这位年轻人的工作，但他却无法忍受自己的名字出现在虚假的声明里。几年前，伍芬德尔先生从伯德默先生手中得到一间药剂师商店（他开拓的业务），年薪 251 英镑。在七年期满后，他参股了伯德默先生的小部分业务；由于他能够胜任这个工作，且为了确保商店的服务，伯德默先生和他签署了£1 000 的契约，并让他承诺不在伦敦开业；但不知道是受到约束的原因还是想要得到更大的发展，他移居到美国，待了不到六个月，其间他曾在不知名的小诊所做过事，还做过截骨（象牙）。这就是事情的原委。不管伍芬德尔先生是一名合格的牙医还是不合格的牙医，伯德默先生认为要不是他的指导，伍芬德尔是不会有现在的成绩的。

伍芬德尔不愿承认自己的错误，于1793年返回美国，显然他喜欢中伤他人。他写了一本名为“实际观测人类的牙齿”的小册子，给无知落后披上了无私服务的外衣：

我知道，若将有关牙齿的各种情况和操作的过程公布于大众，并暴露一些经常使用的骗术，我可能会受到那些无知的冒充内行者的敌视。关于这些我没有什么要说的。作为自由的职业者，我不想辩解：因为若揭露在行业中使用的各种卑鄙的欺诈手段，似乎更有可能有助于稳固他们现在的基础。

公开的指导手册成了促进牙医服务以及诋毁竞争对手的主要方式。大约一个世纪之后，在1877年，早期牙科历史学家艾尔弗雷德·希尔总结了这些作者的特点和他们的言论：

他们从雪白的手套里抽出自己肮脏的手指，并耸起肩膀张开双臂哄骗病人。门外汉都以为他们是唯一能够把持手术（和牙齿相关的）的人。

尽管一些实践者宣扬旧大陆的训练方式，但是詹姆斯·丹尼尔在1766年的《纽约水星》上声称也有些人宣扬和欧洲大陆不一样的训练方式。广告描述了丹尼尔是一个“假发制造商、理发师兼牙齿操作者”。从历史的角度来看，他回避了较为流行的法语派生词术语“假发制造商（peruke-maker）和牙医（dentist）”，以及更古老的“理发匠”（barber）和“拔牙匠”（tooth-drawer）这样的词语。显然，牙科专业人士以及殖民者正在努力塑造自己的身份。两者必定都要为此做出牺牲。

当时那种遍布于伦敦的江湖郎中也在殖民地经营着他们的生意。下面的广告出现在1768年的《弗吉尼亚报》上，叙述的是一个“牙体学工匠”的祈求：

最近从君士坦丁堡来的移民者，请求告知公众：曾经在英国为了同胞们的健康，我掌握了拔除牙齿方法，拔牙一般都很成功，经过穆斯塔帕·本·阿齐米特（伟大的牙医）的允许，我现在可以为大家服务。

每个人的身体中都有牙痛的种子，它虽然会潜伏一段时间，但毋庸置疑，最终都会被发现，因为这颗种子终有一天会长大。牙齿是这些种子的宿主，这是毫无疑问的。因此，拔除健康的牙齿是应付这种疾病的根本措施……牙痛是多么可怕，大多数人都感受过时不时的剧痛，这就让我敢肯定这种消除疼痛的预防措施会很受欢迎。假如在丰盛的宴会上突然牙痛……假如穿着优雅的女士出席生日会时，突然牙痛，美丽可能就会在一刹那间丧失风采；假如新婚之夜的新郎突然牙痛……啊！这会引来多么可怕的后果啊！想到这一点，你们的牙齿要立即拔掉……

贝克医治牙齿

随着18世纪的到来，越来越多受过专业训练的牙医移居到殖民地。然而，在罗伯特·伍芬德尔首次踏上殖民地之前，新大陆第一个真正接受过英国人培训并且在波士顿开业的牙医是医学博士约翰·贝克，他最终成为这些移民中最受尊敬的人。

贝克于18世纪60年代后期，从爱尔兰科克抵达美国。他首次出现在美国的证据，是来自1767年印刷在《波士顿晚报》上的一封告别信：

约翰·贝克：

外科医生—牙医

现用这种方式通知公众，他20天后要去一个很远的地方，在那个地方想要找他看牙的人肯定会很惊喜。

他很感激在波士顿得到的支持，并希望那些因为采用新技术而怀疑手术安全的人们能够相信手术的功效。

离开之前，他仍寄居在学校街的约书亚·布莱克尔先生处，在那里他将尽最大的努力服务于大众。

他离开这座小镇后，会把牙粉（适用于牙齿和牙龈）放在唐豪附近的斯蒂斯夫人商店中销售。注：每罐用法说明的边缘都以他的纹章密封，以防止欺诈行为。

信中提到的牙粉是贝克的抗坏血病牙粉，“能够治愈牙齿、牙龈和口臭等所有疾病”。美国人还可以选择类似的产品进行牙齿治疗，如帕金斯的特殊牙粉、格里诺的酊剂和珍珠牙粉。

从波士顿到纽约到威廉斯堡到安纳波利斯，贝克20多年以来的游历一直有广告记载，直到1786年才逐渐淡出人们的视野。他变得成功、富有，并且是一位杰出的骑士。然而，当他刊登广告时，他意识到越来越多的美国人开始反英。鉴于伯德默在一年前发表的公告激怒了英格兰和王权（后来他的生意失败了），贝克很聪明地选择对自己体面的简历只字不提。在1771年和1772年的《弗吉尼亚报》上，他甚至含糊地提及他的外来背景，在登了广告后便销声匿迹了：

他可以治疗相当严重的牙龈坏血病：首先要清洁和刮除牙齿上的侵蚀性结石，这些坚韧的物质阻碍了牙龈的生长，造成了呼吸感染，也是造成坏血病的主要原因，如果不及时清除这些物质，它们就会吞噬整个牙龈，导致牙齿脱落。他可以防止牙齿腐烂，防止龋齿变得更糟，甚至可以在人晚年的时候，使牙龈还附着于牙齿，并让牙齿洁白而美丽。他用铅或金填充牙洞，以便还能正常使用牙齿；填充物可以防止空气进入牙齿（空气往往会使疼痛加剧）。他可以将一个人的牙移植到另一个人的口中，移植的牙齿在颌骨内稳固得就像……原先就生长在那里一样……他可以非常精确地安装假牙，不会让患者感到任何疼痛和不适，就像患者自己的牙一样，吃、喝或睡照常，即使是具有敏锐洞察力的人都难以发现安装的假牙。他会用最好的且最不费力的方法移除深陷于牙龈与牙槽窝中的牙齿和残根。

贝克家住威廉斯堡（现已复原），里面有一个分类账目，记录了他开业以来的收入以及相应的服务。虽然我们不能肯定地说乔治·华盛顿曾在这里治疗过牙齿，但我们可以肯定他做过牙齿方面的治疗（他曾于1772年至1774年接受过治疗，尽管他经常召唤约翰替他看牙，但威廉·贝克偶尔也医治过他的牙齿）。在美国历史上贝克的影响力可以说超越了牙医学的影响。说到其深远的影响力，还要归因于一位曾受过他指导的波士顿（美国自由主义的摇篮）殖民英雄。

一位受人尊敬的牙医

虽然没有关于贝克抵达波士顿的记载，据他自己估计，在离开纽约之前，医治过大约2 000多个来自波士顿城的人。他还培训过当地的工匠做他的助手。他曾将自己的广告投放在1768年的《波士顿新闻》和《波士顿报》以及1769年8月的《国家杂志》上：

鉴于许多人在事故中失去前牙，在其他方面也会造成影响，不仅仅是外表，而且还会影响在公共或私人场合的发言。所有这些人，可以重新镶嵌人工牙。人工牙看起来和天然牙一模一样，可以帮助你清楚地表达。人工牙由波士顿克拉克博士码头附近的金匠保罗·里维尔负责制作。

所有曾由外科医生—牙医约翰·贝克先生镶戴过假牙的人，如果假牙松了（因为时间久了）可以找里维尔紧固，他跟贝克先生学习了固定牙齿的方法。

作为一个银匠、雕刻师和爱国者，里维尔至今仍受爱戴。他的名字首次出现在1770年6月30日的《波士顿报》上，人们可以从以下广告中推断，他是同时代的大多数人里面最著名的牙医：

牙医保罗·里维尔最真诚地感谢使用他的牙齿护理方法的绅士们和淑女们，现在他会告诉他们和所有在不幸事故中失去牙齿的人，他仍然继续牙医的业务，并对自己两年的工作经验（在这段时间内他已经调整、固定了数百例假牙）很满意，他与任何外科医生一样能够修复假牙。作为来自伦敦的牙医，他将以这样的方式修复假牙：这些假牙不仅仅是装饰品，还可帮助说话和吃东西。他清洁牙齿并将在自己的住所里恭候任何绅士或淑女，他可以跟店对面北端的克拉克博士对话，那里有些金银匠已搬到其他地方去了。

鉴于约翰·贝克的信誉，我们认为这个广告是真实的，当然也有数以百计的患者抱怨假牙不坚固，并对此进行了投诉，但大家也应该考虑到一副完整的假牙是由许多颗牙和半口牙组成的，有些松动也是有可能的。广告潜台词所营造的神秘气氛，可能是六年之后武装起义的导火线。里维尔声称在两年的时间里，经验使他“如同来自伦敦的任何外科医生、牙医一样修理牙齿”，这显示出张狂、本土的自信、自大和仇恨，这些都在美国的独立中迸发了出来。

至少，这个广告可以理解为他在他的导师脸上扇了一记耳光。当然，这种潜在的敌意并没有触动所有公众不满的情绪，但无疑触动了众多潜在的客户而产生了共鸣。在 1770 年 7 月和 8 月出现了同样的广告，它们都有诸如此类的傲慢语气，以上似乎是里维尔为他的牙科实践投放的最后一则广告。

里维尔的日记表明他到 1774 年一直在当牙医，这一年是他著名的午夜骑行的前一年。人们必然要知道他的牙医学实践到了什么样的程度，使他对英格兰产生了浓烈的敌意，以这种有形的方式来展示自己（和扩展至他的同胞）与英国平等呢？怎么样才能放弃医疗生涯而使他参与革命活动呢？

辨认术的一场革命

虽然放弃了牙医学，但里维尔却一直在制作桥牙和假牙。1775 年，他用河马牙制作了一副桥牙替代他的朋友——著名的医生和殖民地叛军领袖约瑟夫·沃伦博士丢失的假牙，他将桥牙与天然牙用银线扎在一起。当敌对行动开始时，沃伦被委任为麻省民兵组织上将。他的身份和新的桥牙寿命均不长。沃伦将军后来在邦克山战役中阵亡。由于英国人当时正在进攻，死者被仓促地掩埋了。埋葬的地点没有留下任何标记，也许是为了保护死者免遭英国人和“残忍野蛮人”的骚扰。有历史学家称，后者指的是那些为了出售给牙医用作义齿的材料，而在战场上拔除牙齿的捡破烂的人。

他们休眠的地方显然没有进行足够的伪装。英国军队的劳利上尉称他发现了沃伦的尸体，并“用另一个反叛者的尸体冒充沃伦塞进了洞穴中，沃伦和他的煽动性本能才得以保存”。

一年以后，随着战场又被殖民地军队控制，马萨诸塞州的市民要求重新安葬这位将军以使他得到应有的尊重。墓地位置找到了，尸体被挖掘了出来，但由于腐烂严重，身份确认无法进行。一些出土的遗物符合沃伦的身份。官员们试图确认这就是战争英雄的遗体，公众越来越焦躁不安，批评他们拖延了这位“杰出的爱国者”的尸检，可他们的确无法确定这是否就是他的遗体。

最后，里维尔提出尝试从他的桥牙来辨认这位将军。他随同一个委员会来到了邦克山，在堆积如山的遗体中发现了他的作品——两颗人工牙，这就是沃伦将军遗体的身份标识。这件事被登载在 1776 年 4 月 25 日的《新英格兰编年史》里：

> 虽然我们野蛮敌人的尸体几乎不享有特权，但土壤足以掩埋他以避开捕食的鸟儿，尸体腐烂了，然而当尸体被挖出来后，两颗人工牙就足以辨认其身份，这是他光荣阵亡前镶嵌的一副短命的假牙。

可以这么说，这副假牙是一个粗陋的拱桥。将军获得了他的英雄葬礼，里维尔也作为法医牙医学家先驱而获得了赞誉，据说这是在美洲大陆历史上第一次利用牙齿来识别人类遗骸的事迹。

里维尔的导师贝克博士，在革命期间和革命之后，一直在美国经营牙科业务，并且获得了成功。我们得出的这一结论不仅仅来自于他自己的广告，而且还反映在下面来自费城的理发匠和拔牙匠菲利普·克朗伯格的一位病人于 1784 年刊登在《自由人杂志》上的一段话：

> 我诚恳地建议你把拔牙的表演（如果你们这样说的话）先放一边，你这一天所做的事给我造成了很大的伤害，或者说这是野蛮和暴力的行为。事实上你已经造成了我下巴骨折，被你的器械和手指撕裂了的大量牙龈组织将会好多天都血肉模糊。贝克博士取出你所造成的骨碎片后刚刚离开。我多希望吐出你所指的那两颗健康的牙齿。
>
> 约翰·菲尔斯特德，第三街和葡萄街拐角处。

本地牙医

本地牙医随着这个年轻国家的发展而演变。著名牙医中首推本杰明·芬德尔博士，他活跃于 18 世纪 70 年代至 19 世纪初。独立宣言签署后仅仅一个月，他就在 1776 年 8 月 15 日的《马里兰州报》做了一个激动人心的宣言：

> 讲坛和酒吧中辞藻华丽的言辞，以及上述所有的谈话和社会生活的愉悦艺术，是人们最关注的事。但是其中没有什么能比得上牙齿脱落或残根腐烂、嘴唇

下垂、双颊凹陷，而脸上却要露出快乐表情的人；他的母语已经发音不准，他那虚假的笑声已表现出他所有的缺陷与疾病。

一些人几乎不关注自己的牙秽；但如果与女性、与世界的礼貌和优雅的角色接触，它便会成为污秽和懒惰的某种标记；不仅因为脸上有着最难看的饰品，而且肮脏的烂牙呼出的气味很难闻，通常使自己不愉快，有时会冒犯密切交谈中的嗅神经。

芬德尔的职业活动区域很难确定，甚至连他的名字也很难验证。然而，同样是这个芬德尔，我们将在以后看到在 18 世纪的最后数年，给乔治・华盛顿夫人提供了假牙服务。作为一位多产的广告客户，芬德尔重复的恳求在报纸上往往能达到一英尺长，密密麻麻。原文揭示了对天然牙齿及其疾病的复杂认识。鉴于芬德尔缺乏专业培训，所以我们不要有任何的惊奇，应认识到这些广告几乎是从托马斯・伯德默的牙科作品中逐字复制的。

美国的独创性

美国的独创性可以从美国的牙医学中感知到。费城的詹姆斯・加迪特（1756—1831）常常被称为第一位受过医学训练并在美国开业的牙医，他给病人镶嵌弹性扁平金板或托架，替代了传统的用丝线或细金线固定假牙的方法。正如我们所看到的，他还在义齿修复方面取得了重大的进展以及为乔治・华盛顿提供了牙科服务（他是那个时代最重要的牙医之一）。

1797 年，牙科设备的第一个美国专利授予了托马斯・布鲁夫，其作品为“垂直拔牙器”。这是否代表了一个实际的进展还是有疑问的。他暗示潜在的患者“这种拔牙模式的痛苦……几乎不存在”。他很快就出售了其在巴尔的摩开业的权利，并随后在《马里兰州杂志》的广告上告知若要进行“充分准备，以最大的关怀”来拔牙，则需要用他的专利——垂直拔牙器。

流动牙医，是早期美国人口腔护理队伍中最主要的力量。他们漫游在他们的领地上，通常他们会在一个城镇的报纸、海报和传单上，宣布他们的到来，像下面这样所说：“使用局部麻醉拔牙绝对没有疼痛，目前已知的局部麻醉能拔除所有疼痛的或患有其他疾病的牙齿，完全无痛，并且在任何情况下都没有影响。”这是由巴纳德操作的“无痛牙科”的海报。“患有心肺疾病的人可以用此法安全地拔牙。一次性拔 32 颗牙齿不会比拔一两颗牙齿有更多的危险。”附加说明：“注意，所有人必须知道生产和使用此制剂的只有纽约米尔福德的巴纳德牙科。”

抵达一个地方后，流动牙医会在酒店的一个房间或户外广场上开个店铺。他们出行的时候几乎不带什么东西。椅背上挂着便携式头枕套，放置工具的小皮包打开着，流动牙医随时准备工作。只要他们待的地方一直有病人，他们就不会走。一旦病人减少，他们便撤离到其他地方。即使是最成功的牙医，也会不时地前往其他城市发展自己的生意。然而，这并不是专属男性的职业。纽约的道奇夫人，是第一位女性流动牙医，她大概从 1797 年开始从事牙医工作，服务对象是波士顿及其周边的女士们。

大部分美国牙医不是靠看书知道这些技术的。除了亨特的《人齿自然史》，他们没有其他参考手册或书籍，一位历史学家说道，他们依靠的是“物质世界和灵感”。1778 年出现了一部新的著作——《牙病操作论述》，书里没有提及前殖民地和英国。尽管战争在持续着，但这本书的创作伴随着喧嚣仍在继续，最终这两卷书在美国牙医学实践中产生了深远的影响。

但是很多人都没得到过专业牙医的治疗。当出现紧急情况时，他们就凑合着随便拿身边的工具以及叫上身边的人一起帮忙。历史小说《永远的红玫瑰》讲述的是发生于 1769 年宾夕法尼亚州开斯特县的荷兰殖民者的故事，书中曾描述了一个乡下理发匠使用锤子和钉子拔牙的情景。

不知是否因为缺乏护理，殖民者的口腔状况都很差。一个旅行者很不屑地说：“男人和女人……都没了牙；女人的牙齿松动；到底是因为气候寒冷还是因为吃多了糖果……我不能确定……”

即使在文明地区，忽视口腔卫生和由此带来的后果也是显而易见的。1781 年，在来自岛屿的一对姐妹之间的私人信件里，写信人描述了一个相熟的年轻人的龋齿（是她们那一代人的标志）：“她的牙齿开始腐烂，大多数纽约女孩十八岁以后都是这样。”

唇枪舌剑

美国独立战争虽然结束了，但牙医之间的战斗似乎还没停止。牙医约西亚·弗拉格（1763—1816）卷入了一个残暴的行动，托马斯·潘恩①也被牵扯进来。

1764 年出生在波士顿的弗拉格是一位陆军中校的儿子，据说在战争期间他已晋升为少校。他在哪里接受牙科训练不得而知。他的父亲和保罗·里维尔是朋友，早在 1765 年两人便一起创作歌曲，也许弗拉格是从里维尔那里获得了一些指导。也有记载说弗拉格在革命期间从法国军官那里获得了指导，但并不清楚弗拉格是否真正参与过战争。

大约在 1783 年他开始了牙科业务。史学家称他经常说大话，炫耀他的标准操作程序。例如，1795 年，他宣布他获得了“中国珐琅人工牙”的专利。经查阅后，却没有发现此专利的相关文件记录，尽管 15 年后弗拉格和他的儿子拥有了“灯、反射器、橡皮圈”等专利。

---

①托马斯·潘恩（Thomas Paine），英裔美国思想家、作家、政治活动家、理论家、革命家、激进民主主义者。

作为首批殖民地口腔外科医生之一，他把自己能做的修复手术都登在了广告上，比如修复兔唇、镶嵌黄金颚托，这些修复有助于发音和吃东西。

他夸张的说辞和傲慢的广告（一则广告的开头这样写道：“弗拉格博士的牙科业务仍在进行中，作为最成功的外科医生—牙医，牙科的所有项目……”）引发了和著名牙医威廉·皮特·格林伍德（1766—1851）之间激烈的竞争。格林伍德抓住一切机会抨击弗拉格，1792 年弗拉格可能因为这样的攻击而放弃了牙医行业。

1795 年，弗拉格在波士顿的《联邦太阳系仪》投放了一个广告，宣布他“重返牙医行业”。三天之后，报纸的编辑托马斯·潘恩在报纸上发表了以下文字：

一个通讯员得知弗拉格博士已经回到波士顿，感到很高兴。他希望博士的宿敌因为那些莫须有的恶语而感到惭愧，博士将用他曾经的薪酬及声誉恢复他的牙科业务。

潘恩支持弗拉格可能是因为考虑到他父亲在战时做出的贡献，也可能是因为他是一个广告商。投放广告的人与编辑部门之间的分歧以及利益冲突一直都未引起人们的关注。但弗拉格返回后，事态就变了。在 1796 年的一个广告中他声称：

他很遗憾地这样公开评述，有些广告传播了一些狭隘的和不公正的评论，使人们对其抱有偏见，并使他的职业声誉进入灰色地带。有些本性善良的人们说道，曾经寻求他援助的人被他利用了，他勒索他们，使其付的费用比他们想的要高很多。

为了驳斥未来可能出现的任何类似的诽谤，他宣称，在治疗之前会告知病人诊疗费用，然后病人可以决定是在他这儿诊治还是去别处治疗。

在 1812 年的战争期间（即第二次独立战争、美英战争，1812—1815 年），弗拉格参加了海军部，但是不久就被虏获并被带到伦敦，在伦敦期间他还从事着牙医事业。战争结束后在返回美国的路途上，他所乘坐的船舶在纽约港失事了。由于健康状况不佳，他决定前往南卡罗来纳州的查尔斯顿（那里气候温暖）康复身体。然而，他到那里的几天内因染上了黄热病而死亡。他的儿子们以他的名字继续经营牙科事业。该家族在牙医学一个多世纪的发展中发挥了重要的作用。

弗拉格的克星，威廉·皮特·格林伍德，是早期美国最优秀的牙科皇族的成员之一，该牙科组织由老艾萨克·格林伍德（1730—1803）爵士创建。老艾萨克把牙科作为副业，他的主要职业为雨伞制造商和象牙雕刻工。他的儿子们——小艾萨克、约翰、克拉克和格林伍德后来都成了著名的牙医。格林伍德家族后来又增添了第三代牙医，包括约翰的两个儿子，艾萨克·约翰和克拉克。

老艾萨克的儿子约翰可能是使用钻牙机的第一位牙医。据约翰的儿子艾萨克·约翰数年后提供的记录，“父亲的钻牙机是用祖母的旧纺车轮制作而成的，他去世后我一直在使用，差不多有 20 年了。之前我从未见过，因为以前我们一直使用手弓钻”。

小艾萨克最初开业时，他急于将自己父亲的声誉发扬光大以使其整个家族声名显赫。在 1792 年《纽约博物馆》的一个广告中，他说他的技能都源自于他的父亲，并且他父亲在牙齿业界贡献最突出，这在现在和过去 30 年里是众所周知的。

大多数人阅读广告不会想着去核对事实，但历史学家会去刨根问底。他们弄清了老艾萨克在 1780 年之前经营的主要业务。“艾萨克·格林伍德制造和出售雨伞，他在森林街的商店里主要卖雕刻品……”这个广告登载在 1769 年的《波士顿报》和《国家杂志》上。广告中并没有提及他的牙科服务。

大约在 1778 年，老艾萨克开始把注意力转向了拔牙和制作假牙。虽然在牙科行业的能力远不及他制作假牙的能力，但他也取得了巨大的成功。然而，所有关于他的广告都提到他的职业是象牙雕刻师和雨伞制造商。

他被誉为公共教育广告战的第一人，更重要的是，他是第一位拥有牙科口号的牙医。在促进各种医疗保健管理中，他公开了牙医、病人和内科医师的关系，他创造了标志性台词——“和你的医生好好聊聊”。

第五章　拔牙新时代

——麻醉药迎来无痛牙医学

每每说到疼痛，都能想到牙医学，痛苦使得人们敏感的神经不停地震颤。很荣幸，今天的我们生活在无痛牙医学的黄金时代，这是一个人类几千年来一直为之努力的时代。

自然的高度

古人从自然界寻找麻醉药，他们发现有些植物的提取物可以使人们的感觉变迟钝，于是用这些植物的根叶制作药水。在地中海地区，除虫菊和曼陀罗草根（茄属植物）常用作麻醉剂。酒与曼陀罗的混合物也是一种常见的麻醉剂。莨菪碱或天仙子、常春藤和铁杉也可用作麻醉药。在东方国家，鸦片是首选的止痛药。在中东还使用麻药（印度大麻提炼而成），中国早期的医生在手术中有时也开大麻处方或采用针灸止痛。扁鹊是一个生活在中国公元前300年左右的医生，他开的一个麻醉剂处方以今天的标准来衡量似乎也非常先进：

陆和曹两人曾找过我。我给了他们一种神奇的药水，喝下后他们连续三天毫无意识。然后我给他们做手术，找到了他们的胃和心脏。接着，我把他们两人的心脏和胃切割下来做了调换。这是一剂良药，手术中他们鸦雀无声，过了几天，完全康复后我就让他们回家了。

从零开始

正如扁鹊所说，外科手术的发展为找到有效的止痛药提供了动力。迄今为止第一个关于外科手术的记录要追溯到约公元前4000年的一块埃及浮雕。浮雕上描绘了一个青春期的男孩在行割礼。一个女人抓住这个男孩的手，他跪在祭司面前，准备开始修剪包皮。从少年痛苦的神情中，我们可以推断出当时没有使用麻醉剂。

后来埃及人用鸦片减缓疼痛。罂粟作为处方药被列入埃伯斯纸莎草书中（书中描述了700种治疗方法）。罂粟被视为神赐予的礼物，埃及神话中描述了它的发现过程：

伟大的太阳神拉①呼唤女神泰芙努特②帮他医治难以忍受的痛苦。美丽的泰芙努特不大擅长医术，她把调制的混合物供给拉，结果引发了他剧烈的头痛。后来，有怜悯心的伊希斯③带来了浆果植物罂粟汁，止住了拉的疼痛。

希腊人可能也知道鸦片。《荷马史诗》的《奥德赛》里提到了海伦配制的一种令精神麻木的药物，这种药物叫忘忧草："不久她将药物放入酒中，人们喝了后，所有的痛苦和愤怒都平息了，所有的悲伤也都遗忘了。"

该药的活性成分不明，但有人猜测这是一种毒品，极有可能是罂粟的提纯物。

疼痛是希腊人关注的一个重要医疗问题。当科斯岛和埃皮达鲁斯的阿斯科勒皮俄斯神殿被发掘时，人们在一块石头和铁的雕塑上看到了人们因痛苦而扭曲的脸部表情。

希波克拉底对在手术中如何减轻疼痛非常感兴趣，他曾用冰雪麻木肢体再进行手术。苏格拉底④之死引发了这种手术方式的争议：

苏格拉底是因为服用了从毒堇中提取的毒药而死亡的，该毒药的秘密我们一直未能解开……它能促进睡眠并使下肢瘫痪。我记得，当萃取毒药的工作快完成时，苏格拉底为了想快点死去，便把这种毒药放进了嘴里。我认真地看了他的脸，没发现任何疼痛的表情。现在，你可能认为在这个伟大的人物即将死亡的时候，我这么做是不对的，但是苏格拉底爱他的同胞们，他不会介意。如果我们也能从毒堇中提取非毒药成分，那么或许我们就可以解开谜底了。

越来越气馁

罗马人也试验了一些消除疼痛的方法，有些甚至会致命。有一个方法为按压

①拉是埃及最高之神——太阳神。他原为普通的人神，后来埃及宗教僧侣们为把拉与太阳崇拜等同起来，就把拉奉为众神之主太阳神和国家神，还把他视为创世神。有关拉的传说很多。作为创世神，他被认为是世界初创时海水之神努的儿子。

②泰芙努特是埃及神话中的雨水之神、生育之神，九柱神之一。她是拉造出来的。

③伊希斯（Isis），埃及神话人物，也称艾西斯，是圣母的原型，她所激起的崇拜为后来圣母玛丽亚（Virgin Mary）的出现铺平了道路。

④苏格拉底，古希腊著名的思想家、哲学家、教育家、公民陪审员，他和他的学生柏拉图，以及柏拉图的学生亚里士多德被并称为"古希腊三贤"，更被后人广泛地认为是西方哲学的奠基者。据记载，苏格拉底是被雅典法庭以侮辱雅典神和腐蚀雅典青年思想之罪名判处死刑的。尽管苏格拉底曾获得逃亡的机会，但他仍选择饮下毒堇汁而死，因为他认为逃亡只会进一步破坏雅典法律的权威，同时也是因为担心他逃亡后雅典将再没有好的导师可以教育人们了。

颈部大动脉，以减缓血流速度让其丧失知觉。不幸的是，有时大脑也停止了运作。

盖仑在拔牙期间用腌制的除虫菊根或菊花涂擦牙齿和牙龈以消除疼痛。这种腐蚀性的混合物除了缓和疼痛，可能还会破坏牙周膜①及其附着的纤维组织。因为可能造成影响，所以邻近的牙齿要涂上一层蜡来进行阻隔以防止牙脱落。盖仑说他用这种方法可以徒手拔牙。

曼陀罗草是罗马帝国主要的镇痛药之一，和盖仑发现的一种神经麻木催眠药的主要成分类似，在尼禄②统治时期很流行。档案管理员普林尼写道，曼陀罗草分雄性和雌性，罗马沦陷后，关于这种植物的错误说法越来越多。例如，中世纪那些曼陀罗草的采集者们说在采集此物时，要谨防这种植物发出的可怕尖叫声，并建议说，在采摘曼陀罗草时，采集者们应该“用优质蜂蜡塞住耳朵。小心地挖松曼陀罗草附近的土壤，然后找一根长绳系在一条狗的尾巴上。这条狗最好是生病的，或者小而无用的。再把绳子的另一端绑住曼陀罗草，猛踢这只可怜的狗的腰部。由于狗向前跳跃，把曼陀罗草从土里拔了出来，所以草根会发出可怕的哭泣声，最后这条代替人拔草的狗就会发疯或死掉”。

普林尼还记载了一种神秘的孟菲斯石，它可蘸上酸酒摩擦皮肤表面以进行局部麻醉。

罗马坍塌了，疼痛却难以消失，但麻醉剂取得了进展。除了无用的添加剂杂质，1 世纪末期工艺状态的麻醉剂比罗马帝国时期的麻醉剂好不到哪儿去。由鸦片、白屈菜（罂粟家族成员）、浸泡过蜥蜴的油、骨髓和人的脂肪组成的混合物，是当时常用的一种处方止痛剂——镇痛剂或奇效药。

当欧洲从中世纪的冬眠中觉醒过来后，找到了令感觉丧失的新方法。1220 年，雨果·德·卢卡介绍了海绵茄或叫睡眠海绵。这种方法是把海绵浸泡在由鸦片、毒芹萃取物、天仙子、曼陀罗、莴苣种子等浓缩溶液与其他强力添加剂混合而成的溶液中，然后把海绵放在阳光下晒干。需要麻醉时，把海绵放进热水里浸泡，然后将其放到鼻孔下。要抢救病人时，则需将海绵或棉绒浸泡在醋里。那个时代，乔利亚克（Guy de Chauliac）和其他外科医生经常用到这些海绵。

同一时期，随着乙醚的发现，麻醉药物由天然物质发展到人造化学物质。首先确认乙醚的人有 12 世纪的阿拉伯化学家耶伯和僧侣兼炼金术士雷蒙德·卢勒（1235—1315），他们两人可能都是在试图把廉价金属变成黄金的过程中偶然发现了它的作用。卢勒确认了它的麻醉特性，称它为“甜硫酸”。世界的其他地方对乙醚拥有控制疼痛的作用仍然一无所知，因此那里的人们数百年来一直经历着不

---

①牙周膜：多数纤维排列成束，纤维的一端埋于牙骨质内，另一端则埋于牙槽窝骨壁里，使牙齿固位于牙槽窝内。牙周膜内有神经、血管、淋巴和上皮细胞。

②尼禄·克劳狄乌斯·德鲁苏斯·日耳曼尼库斯（Nero Claudius Drusus Germanicus，37—68），古罗马帝国的皇帝，54—68 年在位。

必要的痛苦。

在巴塞尔主持焚烧书籍的帕拉塞尔苏斯，在16世纪初就发现了乙醚的属性。据说他将酒精混入了硫酸，加热该混合物时，产生了一股难闻的气体，该气体使他有些迷迷糊糊，他突然意识到了其潜力。后来他在鸡的身上做了实验，发现这种气体可以诱导其睡眠。但医学却没有注意到这种有用的缓解剂。

中世纪时也有人关注到了乙醚。1542年，瓦勒留斯·科杜斯发现了乙醚，并把它称为“硫酸甜油”，和卢勒取的名字很是相似。1730年，一个英国化学家将其更名为乙醚。

为什么乙醚的有益特性被忽略了这么长时间呢？有些人可能会说宁愿忍受疼痛也不会去想如何能减轻疼痛。即便在19世纪末乙醚已被广泛接受之后，一些医生仍反对使用它，争辩说只有病人能感受到疼痛才能证明手术成功。

17世纪初，由于没有研发出其他麻醉药，所以再次使用了冷冻麻醉。然而尽管有鸦片、乙醚、海绵和冰，牙医学仍然无法消除可怕的拔牙痛痛。

在与痛苦的战斗中偶尔也会有一些新的发现，但有用的方法很少。1774年，奥地利医生弗兰兹·安东·梅斯默将一种有名的磁疗法——催眠术引入医学。磁石在江湖医生的治疗方法中已经十分流行。梅斯默认为磁性的治疗力量源自个人。他的技术是利用人类的内在力量。他成功地治疗了我们的慢性疾病（即牙痛），但他的影响力惊动了其他内科医师。因此维也纳大学的一个委员会对他的方法进行了调查，并要求他停止其“欺诈行为”。

因在家乡遭到追捕，梅斯默搬到了巴黎，出版了自传《动物磁性的发现》，并在蒙马特区金条酒店开设了一家诊所。在牙科手术过程中他使用催眠术缓解疼痛，但并不受人欢迎。最终法国政府组成的一个委员会让他立即停止了这种治疗方法。

1794年，一位意大利佛罗伦萨的作家报道了托斯卡纳农村的居民使用某种甲虫用于牙痛的局部麻醉，这种甲虫主要是瓢虫和生长在该地区多刺的灌木丛中的象鼻虫。麻醉方法是将幼虫碾碎在手指间并将其置于患牙周围的牙龈。据说这种昆虫体内含有类似于斑蝥素①的化学物质，体内含有和西班牙苍蝇水②类似的成分，也会产生发红剂（可以扩张血管导致皮肤充血）。这是否和普林尼的著作中所提到的生活在芦苇里的蠕虫能够治疗牙痛有关呢？想要找到准确记录，几乎不可能了。

一氧化二氮：通往天堂的门票

当着了魔的牙科患者们在使用磁石以及心理作用克服疼痛时，新的麻醉时代

①斑蝥素：外用对皮肤有止痒、改善局部神经营养及刺激毛根、促进毛发生长的作用。
②西班牙苍蝇水：苍蝇水本名叫乌蝇水，是从乌蝇身上提炼的液体物质，是一种神经系统兴奋剂。

到来了。打头阵的人是英国化学家约瑟夫·普里斯特利（1733—1804）。今天大多数人都知道他是“氧气”的发现者，牙医界则知道他还是1773年“脱燃素氮气”的发现者，这种气体即笑气或叫一氧化二氮。他幸存的笔记本里详细叙述了用电做的开拓性实验：

我用33平方英尺电池的电流杀死了一只很大的猫……我想要救活它，就将一根羽毛插入其气管，向内吹气使其肺部扩张，但没有成功。

在发现了一氧化二氮之后，普里斯特利用动物作为试验对象进行了实验，最初用的是一对老鼠。该研究结果已经遗失，或者更准确地说是毁于火灾。普里斯特利是一位特有的博学者，他没有把自己局限在科学的条条框框里。他是一位神学家同时也是一位政治理论家，在自己的社区里很不受欢迎。他的一本宗教小册子被公开烧毁，随后他又撰写了一本政治小册子，由于煽动了暴民，社区人员将他的房子、实验室和图书都烧了，所有的东西都在大火中付之一炬，这促使他移民到美国。鉴于他广泛的兴趣爱好以及时刻需要避难，他因此没有继续进行研究，这不足为奇。

一个年轻的科学家汉弗莱·戴维（1778—1829）承担了探究新物质的责任，进一步研究了吸入剂的性质。在他1799年1月11日的研究课题中，他记录下了自己的第一个实验（他自己是实验对象）：

胸部立即产生了一种令人兴奋的感觉并向四肢蔓延。我感到这就像是一种有形的延伸，蔓延到每一块肌肉；我头晕目眩，眼前的物体似乎都放大了，我能听到房间里的每一种声音，而且对目前的情况一清二楚……当我恢复了先前的精神状态时，我感到我在实验过程中有了新的发现。我努力想回忆实验过程中的新发现，结果却很模糊。

陶醉于研究的兴奋中，戴维几乎一生都致力于科学。几个月之后他就成功地研制出了纯净的一氧化二氮。气体被泵入绢袋里，以便从袋口吸气。戴维称这些袋子为“天堂袋”，并说“它们是通往天堂的钥匙”。他建立了一个精心制作的呼吸室，在室内可以吸入蒸汽，并精确记录研究中的各种细节。他的发现于1800年问世，在那时引起了一阵轰动，其著作具有里程碑式的意义。

戴维邀请湖畔派诗人①参加他的实验。塞缪尔·泰勒·柯勒律治，还有一个有鸦片瘾的人，很激动地吸入了这种气体。“我有过的最舒适的感觉。外面的世

①湖畔派诗人是英国早期浪漫主义的代表，指居住在英国北部昆布兰湖区的三位诗人——华兹华斯、柯勒律治、骚塞结成的诗歌流派。

界慢慢地变得模糊起来，我看到了最迷人的景象。当时，我感觉就像生活在一个新的世界里。”柯勒律治充满激情地叙述了他那世外桃源般的体验。

另一个同时代的著名药物滥用者，托马斯·德·昆西，他的坏习惯也引起了口腔问题。作为《英国鸦片吸食者的自白》的作者，昆西备受争议，他谴责柯勒律治吸食鸦片，却原谅自己滥用药物：

我要告诉读者最真实的感受，吸食鸦片不会带来任何的愉悦。我吸食鸦片只是为了缓解牙齿的剧痛，而不是为了别的什么。柯勒律治只是得了风湿病，而我呢，偶尔的牙痛持续了十年左右，而且还引起了面部的风湿病。

戴维的一氧化二氮的研究成果可以概括为：这是一种有用的气体。他的影响力使得蒸汽从实验室扩展到了大众的娱乐世界里。很快吸入剂的影响展现在舞台上、公开演讲中、私人住宅里，以及任何适合先生们和女士们聚会的地方，每次表演都有观众的积极参与。然而，由于这些影响，该气体更大的作用即缓解疼痛却还没被发现，尽管戴维本人曾在缓解牙痛中证明了其疗效：

该气体在消除身体剧烈疼痛方面非常有用，我有一个很好的说明其效果的机会……因为一颗智齿，我亲身感受过牙龈发炎的痛苦。牙齿太痛，导致我无法正常休息以及进行正常的活动。有一天，牙龈严重发炎，我吸入了大量的一氧化二氮。一开始吸入了 4 ~ 5 口该气体，疼痛便消失了；我感到很兴奋，几分钟的愉悦欢欣吞噬了局促不安的感觉。

1804 年，塞特纳首先从鸦片中提炼出吗啡，并用一氧化二氮缓解了自己的牙痛。

戴维曾在克利夫顿的“气动研究所”继续他的研究。在他的书《用于医疗的蒸汽》中，他将医疗吸入剂称为“快乐气体”：“一氧化二氮发挥强烈作用时能消除身体的疼痛，它可用于外科手术，且手术中不会发生大出血。”

但因为一些人不能熟练控制气体，所以遭到了强烈的谴责，很快英国法律便禁止使用笑气作为吸入剂。戴维和其他人放弃了这种气体的研究与应用，而转向了更传统的科学研究。在发明了一种工矿灯及一种新的火药后，1812 年他被封为爵士，并在 1818 年获得准男爵的爵位。

美国毒气袭击

19 世纪 30 年代初，一支流动演讲团向美国大众介绍了笑气。所谓的流动演讲团是指那些经常到各个地方进行演出的人，他们巡讲的目的，用今天的话来说，通常是为了启发大众、娱乐大众以及给大家带来不同的文化。这些演讲内容是真的还是假的，在这种表演艺术中不重要，重要的是给观众带去兴奋感和刺激感，就像如今的通俗小报一样。

通过阅读关于这些表演的广告，可以知道有哪些演出会上演。有一则广告宣扬了一个标榜自己为“加尔各答、伦敦和纽约的科尔特博士”的 18 岁小伙子，他于 1832 年 10 月 13 日现身缅因州的波特兰：

为女士们和先生们准备的一氧化二氮气体

科尔特博士恭敬地奉告各位波特兰及其附近城市的女士们和绅士们，星期一晚上在市政厅，他将会为大家展示一氧化二氮，或者说是令人兴奋的气体……科尔特博士曾在美国的许多城市，向尊敬的女士们和绅士们，展示了该气体的非凡力量，在示范性的表演中有许多女士吸入了该气体。那些曾在这个城市目睹表演的女士们可能会感到焦虑。但是尽可放心，市政厅里的表演会让你感觉很舒服而不会让你感到丝毫的不愉快，即使最淑女的人都会感到震惊。他将会为特定的绅士和淑女团体，以合理的条件申请一个私人的表演……

越来越多的人将一氧化二氮作为一种娱乐性药物使用，然而这种在众人鼻子下的气体可用于医学的价值还没有被发现。终于，工作在东北走廊的流动演讲师加德纳·昆西·考尔顿（1814—1898）发现了其价值，他也因此赢得了后人的赞誉。1844 年 12 月 10 日晚上，考尔顿带着他的笑气来到康涅狄格州哈特福德进行表演。

在那时人们直接用纯氮治疗，不像今天的牙医在手术时还要混合一些稀薄的氧气，所以其效果更明显，把气体喷入鼻子或者只吸入一点儿痛感就消失了。从考尔顿的记载中我们可以推断出，那天晚上气体的示范效果非常好。当时有一位名叫库勒的年轻人参与了活动，由于气体的作用变得非常兴奋，他开始猛烈地跳跃，踢木椅或沙发（考尔顿也许也受到了气体的作用，不知如何是好），年轻人根本不知道自己受伤了。“他很震惊，”考尔顿写道，“当发现自己的双腿鲜血淋漓，他不知道刚才做了什么，由于该气体的作用，他丝毫没感到疼痛。”

新时代的到来

目睹这一事件的参加者中有一位牙医兼内科医师贺拉斯·威尔斯。他当时就在库勒的旁边，他从这场表演中“看到了机遇”，根据考尔顿的说法，“就在观众们要退下时，他问我为什么不将这种气体用于拔牙。我说我不知道，因为我从来就没有想过这个问题。威尔斯医生接着问我能否带一袋气体去他的牙科诊所，因为他……想在自己身上试试”。

威尔斯还写了一张便条给他的学生约翰·里格斯：“亲爱的里格斯，如果你明天能来帮我拔掉一颗给我带来许多麻烦的牙齿，我将十分感激。我想在拔牙时尝试一种新的东西，我相信这个东西会让我在拔牙的时候毫无痛感，希望你能来。”

威尔斯并非是妄想家，他曾在波士顿攻读牙医学。尽管当时该城市的牙科学院还没成立，但威尔斯因在当地医生队伍中出类拔萃而受到尊重。威尔斯当时发明制造了许多器械。

第二天早晨，考尔顿来到威尔斯的诊所，并带了一个膨胀的气囊，里面装着一氧化二氮。里格斯承担拔除坏牙的任务。无痛手术进行得很顺利。

威尔斯当场就宣称“拔牙的新时代来临了”！“拔牙的痛感还没有针扎的痛。”

这是首例用现代的麻醉方法进行的拔牙手术，这种气体也成了所有麻醉药的先驱。威尔斯立即抓住了这个机遇，并开始验证自己的发现。他用一氧化二氮在康涅狄格州和哈特福德进行了无痛拔牙手术。除了气体使用过量外，气体的使用似乎没有什么问题。他又写了一封信给一位他在波士顿的学生威廉·托马斯·格林·莫尔顿，要求他在波士顿总医院的剑桥医学院的一个班级学生面前，代表波士顿牙科协会，向大家展示该气体的作用。

公开演示安排就绪——给一个年轻人拔牙。不幸的是，气体供给不足。一个目击者记下了这一演示的结果：

（威尔斯）没有考虑该学生的体质；同时害怕他吸入气体过多，因为他在哈特福德的许多病人因为吸入过量的气体差点死亡，威尔斯只让病人吸了几秒钟，然后他就开始用钳子拔牙。不知道什么时候开始现场出现一片混乱，病人叫喊着，脑袋耷拉着，开始拳打脚踢，几乎要将威尔斯博士踹到地板上。两个牙医试图阻止他，然而却是徒劳的。他太强壮了，把椅子打倒了，把工具也踢落在地，他朝威尔斯走去，决心要报复威尔斯。观众也跟着起哄。“骗子，欺诈，”他们喊道，“把他扔出去。这里是大学不是马戏团。”

自那以后，美国就开始抵制一氧化二氮气体，当时的医疗机构谴责一氧化二氮近二十年。据说因为这种羞辱，威尔斯放弃了牙医学，尽管并不是他找到以及推广这种可以缓解大众痛苦的麻醉剂。

剂量错误是可以谅解的。麻醉剂气体由牙医们自己制作，通常是装在一个 5 加仑的橡胶袋里，袋口是一个普通的用来控制容器的硬质橡胶活塞。病人从气袋中吸入及呼出气体，吸完气体后感觉就会变得迟钝，几乎没有办法调节气量。基于这一点，托马斯·克拉珀与马桶的原始制造商建造了一个特殊的高压室，大到足够同时供给 10 个人，但主治牙医或内科医师如何避免吸入这些气体，该设计方案没有说明，并且也没有说明病人吸入一氧化二氮后的反应。熟悉该气体的牙医，就像流动演讲师，也无法预料晕氮人的反应。正如牙科历史学家马文·林格博士所指出的，在这些早期的麻醉手术中，牙医并不知道如何最大限度地缩短人们吸入氮后的“兴奋期”。许多牙医，即使最终接受该气体，也由于害怕对身体造成伤害而放弃使用这种麻醉剂。

这种恐惧是合理的。在密歇根半岛北部，居住着大量的矿工、伐木工和其他强壮的劳动者。20 世纪初，一个牙医描述了他有远见的导师使用一氧化二氮的全过程。该麻醉剂气体被储存在一个像倒过来的鱼缸一样的装置内，浮在水上，通过口罩输送到患者的肺部。

当（病人）将要窒息时，我们赶紧拿开口罩，拿起牙钳，继续工作。若病人要拔多颗牙齿，通常在拔除最后的一颗牙齿之前，由于气体供给不足，他们会痛得乱撞，所以先要做好两个预防措施——用皮带将病人固定在椅子上并将椅子置于一个宽阔的没有障碍物的空间内。即便如此，牙医也要保持警惕，以避开病人摆动的手臂和拳头。我十分清楚地记得有一天，来了一个体形巨大的水手，那家伙显然是一个酒鬼。为防出现问题，朗格博士让我站在旁边。就在麻醉刚要进行时，这个水手喊道，“蒸汽多一点儿”，因此我拧开了气缸。当他再次喊叫要更多的蒸汽时，皮带突然断裂了。他站了起来，然后你就能想象他对我们的家具所造成的损害了！突然，他停止了叫喊并转过身来，看着他周围的一切，说：“怎么会变成这样？”接着他坐在椅子上，说：“把那颗牙齿拔掉吧。”他拒绝了局部麻醉，且手术中纹丝不动，难拔的牙齿就这样被拔掉了。

当医学界忽视一氧化二氮的时候，公众却一直在使用它，考尔顿则继续着他的表演。1862 年，在康涅狄格州新不列颠岛的一个示范表演中，一名女子要求考尔顿给她一些一氧化二氮，以便让她的牙医帮她拔牙。虽然考尔顿同意了，但他已经有近 20 年没有这么做了，他把一袋气给了她的牙医邓纳姆博士。如以前一样，手术很成功，这次手术后，邓纳姆变成了麻醉倡导者。

经证明，邓纳姆对麻醉剂的倡导比威尔斯的更有效，一年之内，他用由考尔顿提供的气体为 600 多名患者成功地实施了麻醉术。据记载，“火花燃遍了整个城市”，“人们争先恐后地去拔牙，不仅没有痛苦，而且麻醉气体会带来如酒醉后的愉快心情”。从 1863 年 6 月至 1864 年 2 月，纽黑文市[①]的一位牙医约瑟夫·史密斯博士使用一氧化二氮拔掉了 3 929 颗牙齿。据另一个记载，他在一个月内拔掉了 1 785 颗牙齿。

考尔顿看到了该气体的未来，便不再用它来做公开示范演讲了。他去了纽约，和一些著名的牙医在邦德街 22 号共同建立了考尔顿牙科协会。不到十年，

①纽黑文市（City of New Haven），又称纽海文市，为美国康涅狄格州的第二大城市，位于纽黑文县境内，纽黑文港上，长岛海湾北岸。

专门拔牙的考尔顿牙科协会已在美国拥有了众多分支机构，宣称一氧化二氮已经被成功使用了 27 000 多次。

与此同时，科尔特博士，全名塞缪尔·科尔特，这位公开演示气体作用的少年，经常会让观众昏厥，他把一种消灭疼痛的产品转变成了毒气致使人们死亡。后来，他成了转轮手枪（第一支大规模生产的手枪）的设计师，也因此获得了名声和财富。事实上，正是从一氧化二氮的展演中得到的收益，才使得他能够继续他的手枪研究与开发。

曾为贺拉斯·威尔斯拔牙的约翰·里格斯，成了里格斯博士，现在被尊称为“牙周病学之父”。

威尔斯本人，虽然他最终赢得了后人的赞誉，但他的结局却很悲惨，一会儿我们将在乙醚的故事中进行详述。莫尔顿（威尔斯以前的学生）在这个麻醉的悲剧中也扮演了一个角色。

乙醚——引人注目的进展

最终，乙醚以其镇痛作用也受到了关注，以与笑气同样的方式公之于世。乔治亚州医生克劳福德·朗格博士回忆起他在“乙醚游戏”中第一次注意到了乙醚的止痛功用。

在许多场合中，我为了获得欣快的感觉而吸入乙醚，且经常如此，吸入后短时间内，它能掩盖我身体的疼痛，同时我会沉浸在乙醚影响下的快感中。我注意到我的朋友们在乙醚吸入过程中的反应，我相信对一个不在麻醉状态的人，这些意外的撞击会让他感觉到疼痛。我询问了他们，他们逐个向我保证，他们并没有在这些意外的遭遇中感到一丁点儿的疼痛。

1842 年，朗格发现了乙醚的作用，并开始将它用于小手术中。但直到 1848 年，他才公布了自己的发现。第一个将乙醚作为麻醉剂的记录是在 1846 年，当时一个叫埃班·弗洛斯特的人来找威尔斯的学生莫尔顿拔牙，问他是否可以打晕他以避免拔牙的痛苦。莫尔顿告诉他有“比这更好”的方法。莫尔顿用硫醚浸透了一块方巾，让其对着方巾呼吸，然后就失去了知觉，因此无痛拔除了一颗根深蒂固的双尖牙。还好弗洛斯特写了一封证明书见证了这个奇迹：

兹证明，1846 年 9 月 30 日晚上六点钟，我让莫尔顿博士帮我拔掉那很痛的牙齿。莫尔顿博士从口袋里掏出了手帕，浸泡在硫醚中后，我对着它呼吸了约半分钟，然后我沉睡了。过了一会儿我醒来了，看到我的牙齿躺在地板上。我没有感到丝毫的痛楚。后来，我又在他的诊所里待了 20 多分钟，并没有发现这个手术带来的副作用。

埃班·弗洛斯特

第二天的《波士顿日报》登载了这则消息：

通过目睹了这个手术的绅士们，我们得知：昨天晚上，从一个人的嘴里拔出一颗溃疡的牙齿，手术中没有给他带来丝毫的疼痛。吸入麻醉剂后，他进入了睡眠，睡了约45秒钟，牙齿就被拔掉了。

很快莫尔顿在无痛拔牙方面的技术蓬勃发展。但是他从哪里得知了乙醚的秘密呢？根据记载，极有可能来自查尔斯·托马斯·杰克逊［（1805—1880），一位杰出的内科医师和外科医师］，他曾与莫尔顿一起做过拔牙手术。杰克逊曾建议莫尔顿用乙醚缓解他的牙痛。经证明，几滴就很有效，后来莫尔顿先后在狗和金鱼身上做了乙醚实验。

莫尔顿拔牙后的第二天，就与杰克逊一起提交了一份联合专利申请，声称“在动物身上的实验证明发现外科手术有了新的进步”。提及在动物身上做实验是因为杰克逊考虑到，若在人身上做实验会受到马萨诸塞州医学会的责难。两个月内，莫尔顿与内森·吉普结成了牙科医疗合作伙伴关系，以寻求使用新麻醉剂的商业机会。公告登载在《夜行者报》上：

登报人一直在做牙科相关的业务，现在希望患者们可以到他们的住所（位于特里蒙特街）就医。他们自信地认为，以他们共同的经验，可以为患者做快速且完美的手术。使用杰克逊和莫尔顿最近发明的液体给他们的无痛操作增添了额外的优势，不仅可以满足以前病人们的愿望，而且还给他们带来了其他的优势。

莫尔顿为了寻求人们更多的认可与尊重，为了使更多人知道他的发现，他试图在麻省总医院安排一次乙醚演示，类似于威尔斯曾尝试过的公开示范演示。但是由于莫尔顿拒绝透露他发明的物体的成分，医疗界拒绝让他演示。最后莫尔顿做出了让步，告知发明的物体的成分。1846年10月16日，约翰·沃伦博士（曾监督过威尔斯的灾难性示范演示）用乙醚麻醉了一个病人，并且从病人的颈部摘除了一个肿瘤。这是一个无痛的手术。“先生们”手术结束后教授对手术室的人员说“这不是欺骗”。就在这个月，莫尔顿的发明获得了第4 848号美国专利，并取名为“忘川”。

医疗界立即开始有了剧烈反响。手术后的会议记录显示成员们被这宗“丑闻”激怒了，他们决定停止这样的展示。“我们不能让善良的沃伦教授轻信别人，不能让他沦为一个邪恶小牙医的工具。”他们写道。

其他人承认这个发展具有里程碑式的意义。诗人、内科医师奥利弗·温德尔·霍姆斯（是后来与其同名的最高法院首席大法官的父亲）知道这个消息后很感动，写了一篇情绪激动、热血沸腾的散文，试图说明这个奇迹的意义：

大自然正制定原始的诅咒，这注定了要使最纤弱的生物遭受最严苛的考验，然而患病的肢体可以浸泡在使他们忘掉痛苦的水中，如此，人们的眉心间再也不会出现极度的痛苦。

什么样的状态是有意识的？或什么样的状态是由乙醚导致的缺乏意识的？乙醚被称为“手术中的睡气”，也可叫作“混合剂”“制剂”“气体”“新发现”或“莫尔顿液体”。莫尔顿和他的同伴把它叫作“忘川”，取自希腊神话中的河流忘川。希腊神话中认为，饮一口忘川水可以“抹去所有痛苦的回忆”。哈佛大学的解剖学教授霍姆斯于1846年11月写了一封信给莫尔顿：

亲爱的先生：

每个人都想有伟大的发现。我给你一两个提示，你的发明或许可以改个名字，比如把手术过程中的状态和药剂的名称融合在一起。我认为这种状态应该叫“麻醉”（Anaesthesia），目的是使“感觉丧失”（Anaesthelic）。因此，我们可以把它叫作“麻醉状态”或“麻醉的状态”。我会再想一个妥帖的名字，然后咨询一些有成就的学者，如埃弗雷特校长或资深的比奇洛，来确定这个术语的名字，毕竟以后各个民族可能都会说到这个术语。

敬上。

奥利弗·温德尔·霍姆斯

基于这一封信，霍姆斯在创造术语方面获得了赞颂，但“麻醉”这个单词首次出现在大不列颠英语词典中是在1721年，它的使用比乙醚的使用早了120多年。

当莫尔顿发现乙醚的消息在12月中旬传到英国后，掀起了一阵热潮。传到英国两天后，一个伦敦的牙医在拔除一颗磨牙的过程中使用了乙醚。又过了两天，大学学院医院的外科医生们使用乙醚做了一台手术。

10万美元的悬赏

基于莫尔顿的成功以及因为发现麻醉剂而获得的加冕，威尔斯此时也站出来想博得他应有的地位。难道不是他首次尝试使用了一氧化二氮吗？他为了科学，拔了他自己的磨牙！事实上，他还曾与莫尔顿一起合作过，向他介绍了麻醉气体的性质。但是威尔斯在波士顿总医院和其他地方的索求都被拒绝了。

这不仅仅是一件关于荣誉的事情。内战带来了无数痛苦的手术，国会宣布要为发明麻醉药的人颁发10万美元的奖金。由于大众都觉得是莫尔顿首先发现了应用于外科手术的麻醉药，这使得他有获取奖金的有利条件。他还成功地说服了当时的国会把奖金提高到 20 万美元，理由是麻醉药的价值堪比陆军和海军。但更多索要奖金的人出现了，因此在给莫尔顿发放奖金之前，必须对每个索要者进行彻底的调查。

此时的威尔斯十分沮丧，但决心传播麻醉药的福音。他打算去纽约那里的医院向牙医介绍一氧化二氮。但此时又出现了一种新药物：氯仿，它再一次掀起了麻醉界的热潮。早在 19 世纪 30 年代初，它就在美国、法国和德国被人们发现。1847 年，詹姆斯·扬·辛普森博士发表了一份冗长的报告，详述氯仿麻醉的优越性超过了乙醚。

威尔斯拿到了两加仑氯仿，开始了实验。没有病人，只有他自己。据一个记录说“威尔斯日复一日地在氯仿蒸汽的影响下打瞌睡，结果他必然会成为氯仿瘾君子……他对氯仿已经产生了依赖”。

不久，威尔斯成了一个到处流浪的流浪汉，在纽约黑暗的街道上到处游荡。他所能找到的唯一同伴是这座城市的妓女、乞丐与底层昏暗社会的醉汉。很快这些人都开始躲避他了，事情变得更糟了。威尔斯终日神魂颠倒，失魂落魄。有一天，他认为整个世界都抛弃了他，就连卑鄙的社会弃儿和妓女都将他抛弃了，于是威尔斯把一瓶硫酸扔向两个路过的妓女。女孩在剧痛中发出痛苦的尖叫声，一大群人围了上来，奇怪的是威尔斯没有被处死，可能是因为警察从中设法努力救他。

庭审后，威尔斯进了监狱。他在一封信中解释了他对女性的袭击行为：“不知自己是昏迷还是兴奋。”他说他从壁炉架上拿起一瓶硫酸，冲到了街上，并将硫酸液体用力掷向两个正在做生意的妓女。

他只过了几天的铁窗生活。1848 年 1 月 24 日早晨，一个狱警经过监舍门口，透过窥视孔，看到了威尔斯“蜷缩成奇怪的样子”。威尔斯死时 33 岁。他一直寻求的结束世界苦难的妙药，最后用在了自己身上。在监禁期间，不知他是带着氯仿进的监狱还是从哪儿获得了氯仿，在吸入了大剂量的氯仿后，他切断了大腿股动脉最终失血而死。

威尔斯的殉难点燃了公开辩论麻醉发明荣誉的火焰。莫尔顿的对手因为威尔斯的自杀而指责他，各种各样的信徒和辩护者卷入了两派阵营的战斗中。接着另一个索要荣誉和现金的人出现了：莫尔顿的前合作伙伴杰克逊教授。

据杰克逊说，他在 1842 年就确定了乙醚麻醉剂的性质，碰倒了他事先准备好的一瓶氯气后，他最初几乎窒息，接着喉咙开始痛。他说，第二天他吸入乙醚蒸汽以减少咽喉不适，当时整个人处于无意识状态，那时候他就意识到乙醚可以用于止痛。

他说，1846 年 9 月 30 日那一天莫尔顿来看他，正好是他给埃班·弗洛斯特无痛拔牙的日子。据杰克逊说，在那次会面中，他告诉了莫尔顿关于乙醚麻醉剂的性质，而莫尔顿之前完全不知晓。

虽然杰克逊有个受人尊敬的职业，至少从表面上看是这样，但一个足以透视他灵魂的常规背景调查将拆穿他的面目。

杰克逊的品德备受争议的时候是他卷入了和塞缪尔·莫尔斯①的关于电报发明者权属的纠纷。1839 年两人曾经在横渡大洋的船上相遇。在莫尔斯申请了专利并发表了他的电磁电报发明者声明两年后，杰克逊声称该项发明属于他。他说，莫尔斯在他们的海上旅行中窃取了他的想法。杰克逊就该发明为自己争夺荣誉的事情，极大地惹恼了身处欧洲的莫尔斯。

在随后的法庭审理过程中，莫尔斯说杰克逊像“疯子”一样令人“无法忍受”。莫尔斯花了七年时间以及一半的财产为自己洗清侮辱，最终理所应当地成为电报的发明者。

杰克逊在发明麻醉剂方面的争夺，并没有这么成功。他很快意识到这场纠纷的结果必输无疑，他转而试图破坏莫尔顿的声誉，不择手段地借助于威尔斯的遗孀和一位参议员。在发现 1842 年《乔治亚州医学杂志》的一篇关于由克劳福德·朗格博士为一个老奴隶做了两个手指的无痛截肢手术的文章后，杰克逊找到了那个前奴隶以及朗格博士，并采访了他们。

与此同时，早期美国牙医约西亚·弗拉格的儿子，牙医布鲁斯特·弗拉格，揭露了莫尔顿的“新化合物忘川”是将未除杂质的硫醚与芳烃结合以掩盖其气味。因此，莫尔顿不能获得专利。

厌倦了因争夺奖金而出现的各种矛盾，国会最终撤回了奖金制度。同时，乙醚的快速和广泛应用，造成了数人死亡。莫尔顿努力争取麻醉发现权的全部荣誉，让许多人认为乙醚和莫尔顿都是威胁。许多使用乙醚的牙医拒绝使用莫尔顿发明的吸入装置。最终，莫尔顿的牙科诊所破产了，他成了医疗卫生社会团体进行攻击的对象。

1868 年莫尔顿死于贫困，年仅 49 岁。杰克逊仍继续试图诋毁他的名声，他的方法逐步升级，达到了走火入魔的境地。1873 年，在 7 月的一个阳光明媚的日子里，杰克逊穿过波士顿的一个公园，走向奥本山公墓。根据同时代的记录，在经过一个美丽的闪闪发光的纪念碑时，杰克逊停下了脚步，在墓碑前驻足了很长时间：

---

①塞缪尔·莫尔斯（Samuel Finley Breese Morse，1791 年 4 月 27 日—1872 年 4 月 2 日），是一名享有盛誉的美国画家、电报之父。

威廉·T. G. 莫尔顿
麻醉剂的发明家和启示者；
在他发现麻醉剂之前，手术是极度痛苦的。
是他为我们带来了无痛的手术。
波士顿市民立碑

杰克逊“发出了一声尖叫，扑到雕像上面，试图用手指把它撕成碎片。很快一群人聚拢了过来，盯着这个语无伦次的疯子，看着他异乎寻常的行为”。接着一辆救护车抵达现场，杰克逊博士被送到萨默维尔的麦克林疯人院。他在那里住了 7 年，于 1880 年去世。

威尔斯最终因他为麻醉学的发展做了开创性的工作而获得了名声。1864 年，美国牙科协会给予了威尔斯博士应有的荣誉。1870 年，美国医学会紧随其后，确定他发现了实用麻醉剂。哈特福德的布什内尔公园为他修建了一座纪念碑，并在首次麻醉拔牙的五十周年纪念日里，在华盛顿特区的陆军医学博物馆内树立了威尔斯的半身铜像。

但他死后的荣誉也难以安抚威尔斯的遗孀。她说他的发现为我们无痛牙医学时代铺平了道路，但这“已经对她和她的家人造成了无法形容的灾难”，她的丈夫为此耗尽了一生。

第六章　得到授权的钻头

——处在强盗大亨与改革者时代的牙医学

19 世纪的美国处在一个野心勃勃同时又阴谋笼罩的时代，到处都是激进的改革者、无耻的骗子和贪婪的富豪。这个年轻国家出牙期的所有痛苦、趋势和潮流，均表现在牙医学中。

为促进职业精神的不断进化，人们追求自由解放，坚持着始终如一的精神，改革首先从美国市民的嘴巴开始。

专业人士扎根

18 世纪末，技艺娴熟的流动牙医拖着越来越疲惫的双脚，开始放弃迁徙，转而建立自己的固定居所。很快，那个时代的所有顶尖从业者都开始在固定的场所经营生意。患者不需要时不时地查找牙医的行踪，受人尊敬的牙医开始厌恶使用报纸广告来宣传自己的服务。很快，环形公路和报纸广告成为“流动的江湖医生”或“游民”唯一光顾的地方。

牙医本杰明·詹姆斯发表于 1814 年的论文《牙齿的管理》，描述了与这些不可靠的江湖游医进行交易的危险：

> 大多数人会被骗去做手术；而通常这些人都是在几个月后的悲惨经历中才会意识到被欺诈。人们想要找骗子索赔或让其接受惩罚，但鸟已飞走了，骗子又去了那些不知道隐情的地方，继续用他的诡计去欺骗别人，直到报复的人驱使他逃离到另一个偏僻的地方，进入另一个“愤怒的沙洲”。

在所有的职业中，相对安全的方式是找那些有固定位置的人，如此，在任何时候，我们都能找他们理论他们的疏忽或诈骗。因此，流动牙医不值得信任。

经验证据

想要成为专业阶层的牙医们认为这些庸医会对他们造成麻烦。理由很充分，首先是没有贸易管理。其次，即使是一个受过教育的消费者也难以辨别出他到底是不是没有受过教育的庸医。在 19 世纪初，任何人都可以花 5 ~ 20 美元从像泽西市的医学和科学中心大学或费城医学和外科大学这样的“文凭作坊”，购买一张牙科硕士学位的文凭。关于怎么确定专业医生以及应该如何提防骗子的信息太少引起了群众的抱怨，那个时代牙科文献的主题就经常是围绕这些抱怨展开的。隆波索姆问世于1802年的《牙科论文》，便是其中的首部著作：

牙医这个词，常被无知的冒牌者恶意滥用，同时人们对这个词的真正含义也漠不关心，以至于我不能想象出它原来的意思。

他在书中详细列举了那个时代一个合格的牙医应该提供的服务，其中包括“清洗、拔牙、移植和制作人工牙”。这和公众狭隘的观念（关于牙科职责）形成了鲜明的对照，据说他于同年在《联邦报》和《巴尔的摩广告人》上也投放了广告：

拔牙技工和理发匠—牙医树立了一个错误的标准，那是由他们的无知造成的，他们不假思索地进行附带拔牙和清洁牙齿的项目，然而这些是众人皆知的。

美国牙科文献在19世纪的第一年即1801年问世，那就是斯金纳的《论人类牙齿》。这本68页的著作涉及牙齿保健和卫生方面的基本信息，据称这是斯金纳在这一领域的自身优势。在接下来的半个世纪里，像这样的文献是获得牙医学教育的唯一方法，当然除了动手实践。

伦纳德·科耶克（1785—1850），曾在巴尔的摩、费城和伦敦执业，他在《外科手术原理》中哀叹缺乏标准的必然结果是：

牙外科手术操作过程的不稳定以及模糊的状态，不仅让这个行业和容易受骗的公众暴露在牙医的错误治疗中，而且还为最无耻和无知的冒牌者提供了服务机会……有一个众所周知的事实，即在各个国家的各行各业里都有骗子；但不可否认的是，在美利坚合众国和英国尤其多。

著名的牙医利维·斯皮尔·帕姆里从“牙科学进展缓慢”的抱怨中，转向抱怨社会对该领域缺乏尊重。在《牙齿管理的实用指南》（1819）中，他抱怨道，“人们普遍认为牙医学实践比机械行业或贸易行业好不了多少”。

公众对牙医学的贬低态度，与时尚的内科医师和外科医师的观点相一致。19世纪40年代的一本英国杂志《拔牙钳》这样讲到了外科医师：“一个纯洁的外科医师……几乎不能指望他会注意到像牙齿这样一个不太重要的物体，或指望他拿起牙钥器械，因为他怕弄脏他那贵族般的手指。”

关于牙科进步，帕姆里提出了他的建议：“外科这个部门的进步，将取决于能否让社会了解到预防牙齿疾病的重要性。”帕姆里隐约地提到了关于牙科疾病预防的培训和教育机构，但没有任何效果。

帕姆里自身在牙科教育方面的兴趣，是因为在匹兹堡看到了“法国绅士”口中的矿物牙。在新奥尔良他仔细查看了美丽的黄金填充体（由著名的伦敦牙医乔治·韦特制作），这是一个令人印象深刻的“锻造”金块儿，也是他在其他洲看到过的最先进的牙科作品。

“不久之后，我乘船去了伦敦，我认为我肩负着人类的使命，并充满信心。除非我完全地掌握了这些制作方法，否则我不再回祖国。”

1821 年帕姆里回国了，当时已在欧洲待了两年。帕姆里回国后在纽约建立了业务，成为那个时代最受尊敬的牙医之一。

改革教育

随着国家患龋齿的人数逐渐增多以及制度的缺失，牙医人数激增。1825 年，美国大约有 100 名牙医。19 世纪 30 年代的大萧条使很多失业的技工去操持牙医业务，并在 1836 年后的两年内，美国牙医的人数增加了近一倍。到了 1840 年，增加到了 1 200 人。

1835 年《纽约镜报》指出，“在这个城市过去的几年里，我们经常被剧增的牙医数量惊得目瞪口呆又对此赞叹不已。我们可能还记得，不久前，不过只有 6 ~ 8 名牙医，而目前，我们知道这个名单已扩大到了 80 人”。

许多观察家并不觉得这个现象值得赞叹。有一句话这样说道，“牙医的职业领域似乎可以由任何粗鲁的家伙入侵，只要手稳一些，加上一盒器械，就以为自己可以自由地担任这个职务”。

美国牙医希尔加舒伯·斯普纳（1809—1859）是呼吁牙医学改革的先锋。希尔加舒伯出生在佛蒙特州，在他的兄弟约翰的指导下曾在蒙特利尔接受过训练。1838 年，他听到了呼唤从牙医当中清除腐败的号角声。

有一点是肯定的，那就是这个行业要么向上进步，要么向下沉沦。要是不压制和阻止众多不称职人员，这个行业肯定会走向沉沦。因为他们想要挤入这个行业的唯一原因就是钱：像在这样一个有进取心的国家里，现在支撑这个行业的那几个称职的、受过良好教育的人，将会放弃这个声名狼藉的职业，并将他们的注意力转移到其他开明的人所关注的值得尊敬的职业。

斯普纳是庸医的狂热反对者，他提出如何根除牙齿龋蚀和防止复发的建议：“应立法保护牙科专业；在法律面前允许任何人做牙科相关的业务，但要以学员的身份服务一段时间，通过考试后才能成为合格的牙医。”此外，“这意味着，提高遍及全国的牙医群体的质量——净化行业”。

英国同样需要监管。1850 年，皇家自由医院的一位牙医指出：“法斯塔夫（他自己）从未拥有一个比现在英格兰牙医更混杂的或不伦不类的队伍了。在其他行业失败后，他们认为自己完全能够胜任牙医的业务……谚语云，傻瓜才会为牧师做事，就如同以更大的努力来从事牙医这个职业。”

并非所有声誉好的从业者都急于结束已开业的牙科诊所。像利维·斯皮尔·帕姆里的兄弟，埃利埃泽·帕姆里（一位受人尊敬的牙医），他写道：“在我们的专业艺术中所有先于我们的杰出人士，其业务使他们获得了很大的名声，并且会给予他们的病人最大的好处；据我了解，在牙医学历史上，他们之中没有一个是在其职业生涯的一开始就接受‘医学教育’的。”

同时像其他许多领先的牙医一样，帕姆里一次只教一个学生。每个学生需要交1 000 美元。

金箔唱主角

无论牙医是好还是坏，回顾前麻醉时代，一个专业的就诊仍然是一个伤脑筋的或破坏性的事情。填充窝洞这样简单的行为，仍然残忍野蛮，从 15 世纪以来治疗方法几乎没有改变过。公认的方法就是使用手工器具费力地挖出龋坏组织，这是一个痛苦的过程。为了充填牙齿，要把金箔压进窝洞，如同挖出龋坏组织一样又是一个痛苦的过程。

牙医需要比黄金更具延展性以及更便宜的填充材料，而且制备和用法都要更简单更容易，还要能抵御唾液洗刷牙齿所带来的化学腐蚀。18 世纪后期，汞或水银与一种或多种金属结合而成的结合物出现了。在 11 世纪和 12 世纪，中国人已经开始用银汞合金填充牙齿，但是这一事实却被遗忘了。1826 年，巴黎的泰维优将“银膏”引入了西方，这是用水银混合纯银的填充物，是第一种现代汞合金。

早期的银汞合金里，水银是合金不可缺少的组成部分，虽然它与其他金属结合后并没有毒性，但早期银汞合金中的水银没有与其他成分完全结合，因此含有毒性。那个时代的许多内科医师使用甘汞或氯化亚汞作为通用的治疗方法，由于水银对人体危害大，因而受到越来越多的抨击。同时，牙医日益担心汞合金中水银的危险，大多数著名的从业者开始反对使用汞合金。

在早期的合金体中，另一个问题是需要控制银汞合金的温度。欧洲第一个处方表明银汞合金温度必须超过 200 华氏后才可注入窝洞，当接触到裸露的神经时会造成极大的痛苦。还有，当时人们对银汞合金会发生硬化反应了解甚少，它可能会随着环境的变化膨胀或收缩。因此，要关注窝洞的形状和银汞合金的反应情况，当其凝固时，填充物有可能会因收缩而塌陷或因膨胀而撑破牙齿。

然而，银汞合金在牙科领域的应用并不是因为这些早期的缺陷而延迟了几十年。它的延误是因为银汞合金欺诈所导致的，其最大的推手是克劳库尔家族和他们的产品——皇家矿物替代品。

王室丑闻

19 世纪 20 年代末至 30 年代初，在英国工作的法国牙医开始投放最新的银汞合金填充物的广告：矿物替代品。据说使用了等量的黄金作为填充材料，其主要的竞争优势是用矿物代替品填充牙齿可以“在约两分钟的时间内没有丝毫的疼痛、不便或挤压”。

克劳库尔家族声称他们是这种填充物的唯一创始人。但这些牙齿魔术师到底是谁呢？在大多数广告中，他们称自己为克劳库尔先生，因此这个家族到底有多少人、分别是谁都不得而知。但是他们家族被描述成“臭名昭著的无痛拔牙的庸医”。他们在法国只获得了牙科的基本知识，却标榜自己为“外科医生—牙医”。18 世纪末，他们初次抵达英国，很快就在该国北部的城市和城镇开展业务。

19 世纪，他们的活动逐渐升温。在投放了大量的广告后，克劳库尔家族有条不紊地访问了遍及英格兰的无数城镇以宣传他们的业务。1833 年，他们将他们的化合物名称加了个前缀——皇家，宣称奥地利、比利时、法国、俄罗斯和普鲁士等国家的宫廷曾惠顾过他们，借以通过外科医生—牙医的身份和皇室家族的血统来提升自己的地位。

后来这种皇家替代品经过分析，发现它“就是银汞合金——有毒的混合物，可快速氧化，因此，完全不适用于患牙”，它甚至还混有法国银币中的粗屑。此外，他们的银汞合金也容易在硬化后剧烈膨胀，可导致牙齿破碎。至于这种快速的服务，在填充银汞合金前，克劳库尔家庭成员不会清除牙齿的龋坏部分，除非需要依靠基牙作支撑（即在基牙内装入填充物）。他们治疗以后，牙髓炎症和齿槽脓肿等并发症经常会接踵而至。

1833 年，克劳库尔的两个兄弟来到了美国。他们把在欧洲取得良好效果的方式带到了纽约，他们称这种皇家化合物既“精美又先进”。广告上他们写道，“斜靠在豪华的安乐椅上几分钟”，享受银汞合金的“温柔抚摸”。简单治疗过程深受大家欢迎。几个月内他们就积攒了大量的财富，并开始给该城市著名牙医的顶级客户治疗牙病。

本地的牙医们对克劳库尔兄弟开业行医的做法以及给自己业务造成的损失感到很气愤。强烈的抵制心理不断累积，最终因克劳库尔兄弟和银汞合金引起的斗争爆发了，即 1835 年至 1850 年期间著名的银汞合金之战。

银汞合金之战

克劳库尔兄弟的患者很快就出现了健康问题。大家现在都知道了，银汞合金中汞含量过高。牙医们散布了汞是危险物的言论，说使用皇家矿物替代品的人会经常流口水。希尔加舒伯・斯普纳称克劳库尔兄弟为“诈骗犯”。根据记载，利维・斯皮尔・帕姆里的兄弟埃利埃泽・帕姆里称这两兄弟“走火入魔”了。

在帕姆里的推动下，纽约州和纽约市的牙医们组织起了外科医生—牙医协会。协会的管理员在《美国医学和外科》上发布了一个通知，说他们肩负着使命，为“提升行业的声誉，如果可能的话，他们会抛弃所有过分的要求并拒绝所有的骗术，使公众及行业脱离苦难”。协会里的成员都需承诺不管在任何情况下都不得使用银汞合金，拒绝做出承诺的人员将被驱逐出协会。

这个运动激发了公众对克劳库尔兄弟的愤怒。1834 年底，克劳库尔兄弟逃离了美国。然而，银汞合金的斗争才刚刚开始。尽管敌人已经从战场上撤退了，但银汞合金依然存在。许多牙医认为它是一个危险的武器，必须要予以没收并禁止使用。但银汞合金使用便利，因此仍有许多牙医用它来替代通常的填充物。但由于其受到公开的猛烈谴责，故可以推断出有很多抵抗力量出现。

1839 年，牙医索利曼·布朗声称“这个国家有一些不道德的人仍然在使用这种可恶的材质”。

布朗因写作诗歌闻名遐迩，他的大多数作品是关于牙齿的。作品如《牙齿箴言：牙病与适当治疗》和《牙齿健康及维护》，布朗表示，他在牙齿上所承受的疼痛远多于他耳朵听到的赞美。

1839 年，为对银汞合金斗争做出回应，美国牙外科医师协会成立。它宣称其使命是“促进所有值得尊敬的和消息灵通的牙外科医生团结和谐，通过书面或口头上的自由沟通和感情交流，推动科学的发展，在这个国家和其他国家的协会成员之间，要把值得称赞的技能娴熟的人与无耻粗鲁、靠着经验治病、攫取不义之财的人划分开，并给予优秀人才以身份和名望”。该协会是一个银汞合金反对者的前组织，其纲领的语言公平无私，一直为反汞银合金的斗争做贡献。

接着在美国的边境抗争也爆发了。俄亥俄州有名的牙医们继续抨击二流货色的流动庸医。1844 年密西西比河流域协会宣布反对使用银汞合金填充物，并采取了行动。一位协会成员说：“通过每个成员上交的请愿书可知，诚信操作手术的协会成员想要与那些使用银汞合金的不道德的操作者区分开来。”

1846 年，美国牙外科医师协会通过了一项决议，强迫各成员承诺在任何情况下都不得使用银汞合金，并公开声明使用银汞合金会造成医疗事故。治安会成员暗中监视每个协会会员，以确保他们遵守承诺。有些成员被驱逐，有些则自动离开了。

纽约州和纽约市外科医生—牙医协会由于内斗解散了。帕姆里对银汞合金的极度反感导致了“协会最终走向毁灭”。现在同样的命运降临到了牙外科医师们的头上。多年来的冲突，给患者们造成了深远的影响（拔牙导致的问题，诸如疼痛、流血等），牙医们也看过太多太多的流血事件了。

1850 年，美国牙外科医师协会废除了对银汞合金做出的决议。银汞合金的斗争结束了。但是，这种和平并不持久。尽管引进了改进版的银汞合金（比如 1855 年从费城的伊利沙·汤森德引进了一种合金），然而仍有许多牙医拒绝使用。不同批次的合金质量也参差不齐。银汞合金里面的主要成分——银，来自于美国硬币。而有一批质量差的银汞合金据说是用墨西哥银币制成的。终于在1895年，美国的“牙医学前辈”——格林尼·瓦尔迪曼·布莱克（1836—1915）开发出了一种优良的、可塑的银汞合金，为银汞合金的普及铺平了道路。

自克劳库尔兄弟时代以来，当今的银汞合金填充物取得了相当大的进步。现代牙医教科书中那些令人欣慰的话语解释了化合物中的汞，即汞“若以银汞合金的形式存在则一般是无毒的”。

与此同时，回过头来看欧洲，克劳库尔家族抛弃了皇家矿物替代品，转而声称他们发现了一种全新的填充物：皇家亚洲火山灰。他们在广告上表示这种物质可以加速操作过程，几秒钟内就能完成填充，填充物在嵌入时状态柔软，不会造成痛苦或压力，变硬后形成釉质物，可以缓和剧烈的疼痛，这种方法使得患者不必忍受拔牙的痛苦，而且填充物很耐用。

后来的分析表明此物成分和皇家矿物替代品成分完全相同。

钻头指导员

对克劳库尔家族的抵制以及对庸医与骗子的抨击，是为了获得更大的进步。为了该行业的有效监管，改革后将会涉及更多协会、企业和政府机构。改革进行得越久，就表明需要对越多的东西进行彻底的清理。

教育改革中呼声最大的是著名的牙医查平·哈里斯和贺拉斯·海登。1839年，哈里斯出版了美国第一部专业的牙科书籍——《牙科艺术：关于牙外科手术的实用论文》。某种程度上来说，因为这本书籍，这一年被称为“有组织牙医学的诞生之年”，它还见证了好几个第一。除了哈里斯的书作为世界上第一个牙科学院的章程外，哈里斯和海登还共同创建了巴尔的摩牙外科学院。此外，由哈里斯编辑的第一本牙科杂志《美国牙科学杂志》也出版发行了，这是自美国牙外科医师协会创建以来，有里程碑意义的大事件。

成立于1840年的巴尔的摩牙外科学院，是世界上第一所牙科学院，它的成立是迄今为止最具革命性的事件。它迎来了正规的牙科教育和现代化的牙科技术与培训发展的时代，将使美国在牙医学领域成为世界的领袖。

牙科事业的蓬勃发展，日益体现了商业化迹象，主要反映在名目繁多的牙科器械上。传统的小工具箱已经装不下它们了。简陋的木盒子不久就投入了使用，里面放了所有的诊疗工具。据说，约翰·切瓦里尔发明了第一个实用的有五个隔间的牙科器械箱，在19世纪中期这种器械箱得到了广泛的普及。为了简化一站式购物以方便购买牙科工具，1833年，切瓦里尔在纽约开了世界上第一间卖牙科工具的商店。到了1840年，切瓦里尔创造了精美的饰以珠宝的牙科器械，像艺术作品一样极尽奢华，不过却不卫生。

第一个商业化生产的牙科椅大约出现在1850年，这得感谢塞缪尔·斯托克顿·怀特将牙医学与工业结合在了一起。1844 年，他在费城开设了 S S 怀特牙科制造有限公司，这是世界上第一间牙科制造公司。怀特公司为牙医们服务，而西尔斯·罗伯克百货公司是为美国乡村人民服务。内战结束后，怀特公司开始生产牙齿模具并扩大经营器械和设备，20 世纪之前，一直在为世界各地的牙医服务。

怀特希望自己的公司提供的不只是物品，还有关于牙医学方面的信息。1847 年初，公司发行了《牙科新闻报》，于 1859 年继续出版《牙科天地》，这是那个时代的一份著名的杂志。怀特的文献遗产一直留存至今。1936 年《美国牙科协会杂志》（*JADA*）并购了《牙科天地》。如今，*JADA* 仍然是美国牙医学卓越的出版刊物。关于橡胶义齿的专利怀特开启了漫长的法律战，那是一个关于垄断、贪婪和死亡的故事，将在下一章里探讨。

协会与规定

进入中世纪中期后不久，巴尔的摩牙外科学院和少数其他牙科学校培养出了合格的牙医。但这些毕业生不能满足民众的需求，也没有任何东西能够弥补这个缺口。在政府监督的缺失下，牙医们主张建立一个组织来帮助制裁和管理他们的成员。一开始，大家意见统一，却以失败告终。1859 年，26 个志同道合的牙医聚集在尼亚加拉大瀑布市成立了一个组织。

这个专业的组织机构是美国牙科协会（ADA），它将成为这个国家的牙科企业的主要喉舌。首先要解决的问题是不光彩的广告业务。1866 年，协会制定了一系列道德规范和行为准则，如禁止发布牙科广告和个人游说。

内战结束后，南部的牙医退出了 ADA，于 1869 年在亚特兰大成立了南部牙科协会（SDA）。1897 年，SDA 与 ADA 合并，成为国家牙科协会，直到 1922 年协会才恢复了原来的名称。1866 年制定的广告禁令一直使用到 1977 年。

同时，在牙医的推动下，1868 年纽约州颁布了第一部牙科法律。到 20 世纪初，所有的州都通过了不同严谨程度的牙科法令，加利福尼亚州和许多西部州也出台了相当宽松的牙科法规。

各州牙科部门还建立了一套自己的规定。纽约州牙科协会法规于 1868 年通过，宣布："为了更有效地维护行业的荣誉以及促进成员之间的良好的感情和了解，各成员不分高低贵贱，不得通过广告、传单、传播者或与病人谈话的手段，声称自己是义齿的独家制造商或拥有者；或声称比其他成员优越，无论是在操作模式上，还是在义齿的种类和质量上，也不得评价其他牙医使用的材料或仪器。"

当然，道德规范仅作用于协会成员，加入专业协会并不是从事牙科业务的必要条件。

内战——全副武装

战争对人们来说，结果有好也有坏，在内战中，牙医学也是如此。一些人通过自残行为逃避为国家服务。选义务兵的标准是需要两个或两个以上的对颌牙（因为需要用这些牙齿咬开含有火药的封口）。为了逃兵役，一些人在体检前将自己的门牙拔掉。

另外，长距离的步枪、大口径的装备和有效的弹片，使头和脸的创伤概率显著增加。因为这些损伤的人数约占所有战场伤亡人员的十分之一，所以对口腔外科医生的需求大大增加，促进该领域在战争年代进一步发展。南部联邦似乎是这一领域的赢家，至少在三家医院设立了专注于口腔颌面外科的病房。

战争结束后，全国各地的医院逐步建立了牙科部门，这一趋势一直持续到19 世纪末。

格兰特的墓地与格兰特的牙齿

奇怪的是，在战争停止以后很长一段时间，发生了一件非常有趣的事，即内战与民间牙医学联系起来了。这一小插曲让人们想到了一个问题：难道前联合军队的指挥官、前总统尤利西斯·格兰特，是被南军间谍——他的牙医所暗杀的吗？答案无疑是否定的，但以现代阴谋理论家的标准来看，这些旁证倒是挺有趣的。

牙科历史学家小约翰·希森博士揭开了该案件的谜底，他在巴尔的摩牙外科学院内的塞缪尔·哈里斯博士国家牙科博物馆①任医药服务主任。

1885 年 7 月 23 日，格兰特将军死于癌症，生前曾被认为患有多种齿源性疾病。据推论，一颗残破的磨牙是刺激舌根的源头，加上吸烟转变成癌肿，很快累及咽喉和淋巴结。然而，当时因为没有充分调查给格兰特治病的牙医的背景，导致不完善的治疗使其疾病恶化。

亨利·帕尔博士是纽约顶尖的牙医。作为巴尔的摩牙外科学院（当时最好的外科学院）的毕业生，据说他享受着这个城市所有牙医中最高的收入。但碰到这些有名的医生时，这些简单的背景调查就变得更简单了。他是 1884 级的毕业生，他很有可能没有拿到学位就营业了，这大家都不知道。那个时代的许多牙医并不需要认证就可以营业。更可笑的是在内战中他的职业竟然是高级联密邦探和间谍。

帕尔博士曾哀叹：“显然……南部联邦要衰亡了。”在南部联邦退伍军人组织中有一个捐助者，其捐助的私人文物中存有一撮杰弗逊·汉弥尔顿·戴维斯②的头发。

帕尔的出身不甚清楚。他可能大约于 1843 年出生在新斯科舍、纽约或者田纳西州。战争爆发时他住在田纳西州，并加入了臭名昭著的摩根近战兵，指挥约

①塞缪尔·哈里斯博士国家牙科博物馆：该博物馆由约翰·M. 哈里斯博士建立。

②杰弗逊·汉弥尔顿·戴维斯（Jefferson Hamilton Davis，1808 年 6 月 3 日—1889 年 12 月 6 日），美国军人、政治家，是美国内战期间担任美利坚联盟国首任，也是唯一一任总统。

翰·亨特·摩根将军麾下的第二肯塔基骑兵队。不知在什么时候他转向了神秘的间谍活动。1864 年，他通过专项资金资助（由联邦总统杰弗逊·汉弥尔顿戴·维斯掌控）开始进行秘密活动。在战争中期，他是隐藏最深的联邦特工，在纳什维尔的一个药店做店员。1863 年，他与布雷恩（北方新闻界称其为“臭名昭著的陆军中尉布雷恩”）联手策划了一系列的公海劫持事件。他们劫持了联邦的切萨皮克号汽船、罗阿诺克号舷汽船以及另一艘不知名的船（该船后来成为联邦最后突袭舰队的一员，漂浮在加勒比海上）。

战争结束后帕尔在加拿大雅茅斯继续从事他在战争中做的事。他在一家杂货店工作，并成了一名药剂师。到了 1869 年他结婚的时候，他说他的职业是“药剂师”，后来被确认为雅茅斯县的“先锋”药剂师。而在美国他则是公认的恐怖分子。

美国联邦特工得知秘密消息，知道帕尔于 1878 年 6 月要抵达美国。于是，他被逮捕了。同时指控他在“海盗扣押”船舶的过程中，谋杀了切萨皮克号上的工程师。案件审判后，确定指控无效。经证明帕尔因在联邦政府中服役，被总统大赦公告赦免。

之后，帕尔回去了加拿大，又开始行医并贩卖药品，被尊称为“帕尔博士”。一场大火烧毁了他的药店后（他投保金额为 5 000 美元），他搬到了纽约，开始做全职医生。

他何时开始治疗格兰特的磨牙不得而知。虽然帕尔不是他的首诊牙医，事实上甚至没有参与治疗牙齿，但将军死后，人们就知道了他那臭名昭著的过去。在那段时间，如果是关于阴谋或者冗长的牙科理论，新闻都不予报道。人们仍然会去格兰特墓扫墓，医生则继续发明他的无菌电话配件（“它净化、保护鼻子和喉咙”，“就像你的牙刷你自己用”）。

然而，这位牙医并没有远离监狱。对他的诉讼停止后，又出现了后续的风波——一宗关于建筑师斯坦福·怀特“世纪审判”的谋杀案。帕尔的明星患者哈利·索被指控为杀人犯。1906 年，索被监禁，他需要牙科护理，故帕尔去了他的牢房。

这件事后来出现了一个有趣的结局，或许为水门事件的暗箱操作提供了一些借鉴经验。1926 年，一群陌生人闯入了帕尔位于纽约四十二街的诊所并偷走了格兰特将军、格兰特夫人和切斯特·艾伦·阿瑟总统的假牙。

水蛭疗法

尽管商业、器材和教育在不断发展，但牙医学整体上反倒退步了。放血仍然是预防牙病的主要手段，主要用于缓解牙龈疼痛和治疗其他各种口腔疾病。如果治疗中一个程序出错了，例如在拔牙中，病人若出现不适或疼痛，可用放血疗法。那个时代的医学文献中记录了大量死亡患者的病例，死亡原因很可能就是这些牙医给他们做了过多的放血治疗。换句话说，他们是因流血而死的。

水蛭疗法是那个时代另一个标准的牙科治疗方法。《牙外科手术系统》于1835年出版，书中写道："将水蛭放在发炎牙齿的牙龈上，通常有奇妙的效果。如果门齿或犬齿发炎或出现顽固疾患，放几条水蛭在牙龈上，在很短的时间内，疼痛和顽疾将减轻。关注病人的患牙部位，并完全按照上述指南，那么牙齿、黏膜、神经或牙周膜出现炎症的操作概率将大大降低。"

医生都希望病人在进行水蛭疗法后反应良好，然而若在治疗过程中病人出现"失调"状态，这本书建议采用"夸张疗法"，即促使患者出现大面积出血、腹泻、呕吐和起水疱，直到他的"失调"状态有所改善。

牙科中的水蛭疗法一直持续到20世纪。1917年，牙科先驱查尔斯·埃德蒙·科尔斯曾表示水蛭疗法的效果很好。科尔斯一直在使用，例如他会用水蛭疗法治疗牙周膜炎、牙槽骨或牙槽窝的渐进性坏死等。在科尔斯那个时代，药剂师甚至都会库存水蛭。他说："这种生物的确罕见，需要的时候还不容易找到。"科尔斯用的水蛭都是进口的，最好的来自达尔马提亚海岸，把数百条水蛭放在装有当地泥土的小沐浴盆内，然后再进行运送。

科尔斯强烈推荐牙医使用水蛭。"牙齿根管填充后，牙齿周围可能会出现问题，事实上，涉及局部炎症的任何症状，水蛭都可以解决。除非医生使用了水蛭疗法这种缓解疼痛的方式，否则他们就没有尽到对病人的全部责任。"他写道。

然而，从他的话语中我们可知，水蛭疗法本身就是一门艺术。它们不是最顺从的生物。首先需要把水蛭诱导入"水蛭管"（它像一个没有橡胶塞的大滴管），然后把管的末端放置在牙龈发炎的部分，从而引导水蛭进入它的工作场所。科尔斯描述这一过程极为"乏味"，这可能需要20到30分钟，而且可能会有意想不到的危险。

"有时候，把水蛭管放到牙龈部位之前，一条活泼的小家伙会从管的末端慢慢往外爬。在这种情况下，要迅速把水蛭管拿开，因为如果它滑到病人的喉咙里，病人就可能会怀疑你是不是一个真正的水蛭艺术家。"

引导水蛭到适当的部位并不能确保治疗成功，有一句老话说得好，"你可以把骡子赶进水里，但是你不能强迫它喝水"，更何况我们现在面对的是水蛭。

即使能确保把水蛭顺利诱导到牙龈部位，水蛭疗法也是难以忍受的："水蛭一旦开始吸血，它不能受任何干扰，因此患者和操作者必须保持绝对的安静。"

附加说明："一条水蛭只能用一次。"

平等机会

那个时代的妇女和少数族裔慢慢也有了在新兴行业就业的机会。殖民地的记录记载了弗吉尼亚州里士满的一名黑人牙医彼得·霍金斯，他早在1765年就开业行医。据说他是"一个高大、瘦削、很黑的黑人，他常骑着一匹骨瘦如柴的黑马，因为他的业务太过广泛不能步行完成，他携带的所有器械，就是装在口袋里的两三把拔牙钳。他的手很灵巧。曾经有个牙痛的同胞在街上看到了他，把他叫停了，他没有下马就帮那个人拔掉了牙齿，而且还免费。他的手腕力量是如此强大，几乎能毫无差错地拔出或击碎一颗牙齿，无论是好牙还是坏牙”。

南卡罗来纳州的一个奴隶塞萨尔，在1792年获得了自由，他演示了牙医学的“治疗”过程后，州议会给了他100美元的年金。

到了1840年，美国1 200名牙医中，黑人约占十分之一。黑人需要自己的牙医，因为白人牙医经常拒绝给他们治疗，尽管那个时代一些著名的牙医经常会雇用黑人做助理。

黑人罗伯特·弗里曼是1869年哈佛牙科学校第一届的六名毕业生之一。成立于1881年的霍华德大学牙医学院，为少数族裔牙医提供了另一个训练场所。然而，黑人牙医增长停滞，然后下降。到了1910年，美国共有3万多名牙医，但黑人牙医不到500人，甚至还不到百分之二。

女性也想挤入这个领域。埃米琳·罗伯茨·琼斯便是第一个女性牙医。1854年在嫁给一个牙医后，她试图让丈夫教她经营牙科，结果却被拒绝。他告诉她，妇女缺少必要的体格和灵巧。琼斯决心自学。她从她丈夫的诊室中偷走被拔掉的牙齿，在家中秘密练习填充牙齿。在填充了数百颗牙齿后，她告诉了她的丈夫。显然她的丈夫被她的付出所打动，就把她当作一个专业的合作伙伴。十年后她丈夫去世了，她独自一人开业行医达半个世纪，赢得了美国第一位女牙医的荣誉。

1866年，露西·霍布斯·泰勒在成为第一个获得牙科学位的美国女性的道路上，也面临着类似的障碍。即使她是一个训练有素的牙医学徒，但由于性别，她曾两次被拒绝进入俄亥俄州牙外科学院，第三次该学院终于录取了她。

许多东部学校比俄亥俄州牙外科学院更不愿意接收女性。1868年，宾夕法尼亚牙医学院的教授詹姆斯·杜鲁门掀起了一场大型运动，强烈要求允许妇女进入牙科学校。他自己的机构也招收女性。随后录取政策发生了变化，更多的女性走入了牙科领域。到了1880年，有600多名妇女在美国做牙科业务。1890年，埃达·格雷成为第一位由密歇根大学牙医学校授予牙医学博士学位的黑人女性。然而，就像黑人一样，女性在平民牙医团体内的人数在下降。到了格雷毕业的那一年，美国女牙医数量下降到约330人。

虽然当时的学者可能有抗拒女牙医的想法，但潜在的患者不这么想。越来越多的女性从俄亥俄州牙外科学院毕业后，进入了牙医学领域，社论《辛辛那提牙科记者》中有这样一段话：

我们衷心地感谢学校的付出。即使现在我们自己坐在“酷刑椅子”上，但不会再感到恐惧了，因为有个美丽的女人站在我们的身边，她红润的面颊伴随着甜蜜的气息，她纤细的手臂环绕在我们的头部，使我们的脸颊放松。她眼中那温柔的目光带走了所有的恐惧，她的慰问甚至赶走了所有的痛苦。如果有这样一个牙医，我们希望天天去诊所检查牙齿。

前面所述的对女性牙医的态度，可能有助于解释她们早期的收益排名。1887年，英国《笨拙周报》发表的一首诗《致一位女牙医》，揭示了这种观点且并不局限于美国。

淑女牙医，亲爱的你，
你偷走了我的心；
带走了两颗牙，我不后悔，
羞怯的磨牙如我；
你温柔地拔掉了它们，
疼痛不是来自你的技能。
淑女牙医，听我的祷告，
你会每一天来看我；
欢迎伸手过来——
轻轻地抚慰我的牙龈。
躺在你的工作椅上，
王位和爱都无法与之匹敌。
淑女牙医，握着牙钳的你，
是如此漂亮，
为免那对漂亮的嘴唇生气，
你可以拔除我的眼牙；
你的手拔出长而尖的牙，
我不会痛苦。
淑女牙医，温柔甜蜜，
你拔了所有的牙齿，
你的手臂使我变成了无齿之徒，
未来更有魅力；
人工义齿，
给你带来工作，给我带来快乐。

美国牙医学时代

美国在数十年间就已经变成了一个牙科超级大国。在1851年的第一届世界博览会，即所有国家都参加的伦敦工业展览会上，美国牙医吸引了全球的关注，在牙科领域展示了人工牙、牙冠、桥牙和牙齿矫正，获得了极高的赞誉。到了1870年，国内共有13 000名牙医，人均年收入大约为1 460美元。全国有九所牙科学院。那时欧洲和亚洲的牙科学院都还未成立。“美国牙医学”这个称号开始在全球范围内使用，标志着先进的操作方法和程序。很多美国式的牙医除了会说几个英语单词，其他完全和美式无关。例如，一个瑞士牙医，曾在德国接受教育，在法国接受训练，不会说英语，却在埃及开罗挂了一个“美国牙医”的广告牌。而有一些人是真正的外籍人士。在巴黎的一个美国人在积聚财富的同时，还影响了欧洲的命运，因为他完美地将牙医学和外交结合在了一起。

1847年，托马斯·伊万斯抵达巴黎。仅仅开业四年，他的黄金填充物便在费城的富兰克林学院赢得了奖项。因为该奖项，他成为这个黎明城市的顶尖美国牙医，伊万斯迅速成为一个深受上流社会欢迎的人。拿破仑三世将伊万斯任命为皇宫“外科医生—牙医”，很快他就受到欧洲各皇室成员的追捧，不仅是因为他的牙医学，而且他还绕过了正常的外交渠道，成为国家元首之间可靠的信息传播者。他还拜访过荷兰、德国、奥地利、比利时和俄罗斯的皇室。

在巴黎，他曾在普法战争①爆发前的两个星期，将战争的消息秘密并肯定地告诉了美国人。战争冲突使得巴黎民众冲进了皇宫，扬言要杀死拿破仑三世的妻子欧仁妮皇后。伊万斯秘密地护送她，将她安全转移，冒险惊悚片《牙医和皇后》真实地讲述了皇后秘密逃生的100英里旅程。

伊万斯远比他的皇家顾主长寿，后来成为国际社会中的大人物。他从不向他的重要病人索取诊费，而是从他们那里获取房地产相关的内幕消息，然后他再进行投资以致富。在他死的时候，他的身家达到四百万美元到一千万美元。他从患者和有权势的人那里获得的大部分财富和无价之宝，成了费城托马斯·伊万斯博物馆馆藏的基础。在宾夕法尼亚大学的管理下，今天几乎没有多少遗存，因为，后来伊万斯大部分的收藏品都被出售或拍卖。

文学巨匠的牙齿

当牙医学被确定为美国的一个专业时，大多数美国小说作者对此感兴趣是很自然的事，马克·吐温就是其中之一。

在准备去欧洲之前的一次环球巡回演讲中，据说马克·吐温从最早实施无痛拔牙的里格斯博士那里听说了牙科第一次使用笑气的故事。为再听到这个故事，马克·吐温约里格斯博士为他检查牙齿。他又听了这个故事，同时也为两天的检查付了200美元。据说，这位著名的幽默作家皱眉蹙额地表示了不满，有人写下了下面这段话：

①普法战争：普法战争是1870—1871年普鲁士王国同法兰西第二帝国之间的战争。因长期争夺欧洲大陆霸权和德意志统一问题，普鲁士和法国之间关系长期紧张。

他们说吐温很生气，直到在横穿大西洋时，他晕船晕到胆汁都吐出来后，才熬了过来。他并未出版里格斯博士提供的故事，也没有付钱给这位医生。

可以想象马克·吐温拖欠诊金可能有两个原因。第一，他可能已经察觉到金融破产的影响，当时他的出版公司破产了；第二，治疗过程令他不满意。在他后来写的英格兰游记中，马克·吐温回想起了他在伦敦的牙痛经历。

一天晚上，疼痛的牙齿似乎在嘴里跳动，它每跳一下我便痛得坐起。痛得睡不着时，我躺在床上想着在埃尔迈拉的牙医诊所里的情景，在那里我受到了无数次的折磨——那些漂亮的牙科器械，如此光鲜却如此残酷！我竟然能够长时间地忍受那个又短又粗又笨重的家伙在我嘴里搅动，它有着弓腿、凹槽和弯曲的手柄，以及像鸟嘴样的短钳。我幻想着能用这个工具拔出我那顽固的患牙是多么美好的一件事啊！就这样想着，牙医、诊所以及诊所里的设备使我感到非常愉快。靠在装饰着漂亮的白色窗帘的窗户前的安乐椅椅背上，左边放置着漂亮的大红色玻璃痰盂，底部有个小孔。旁边散落着少量带血的棉花以及一些含金带血的唾液。在顶部有个装着瓶瓶罐罐的漂亮小橱柜，他轻轻地拉开黄色的小抽屉，试图找一些更精巧的新的拔牙器具。我面前那盖着美丽的圆形天鹅绒布的煤气装置上铺满了美丽的钻头和漂亮的锉刀、镶有象牙柄的可爱小撬棍和用来寻找新窝洞的长长的钢钩针，圆形纸板箱里塞满了黄金“塞子”（即黄金义齿）、脏兮兮的小方巾以及橡胶球注射器，他的拇指散发出异常的气味，所有这一切，哦，多么的美妙啊！

可能一些人会觉得马克·吐温是在称赞牙科器械。这位芝加哥先驱作家对于这些器械以及牙医们的看法如下，这些看法似乎更广为人知：

他的刑具，出于礼貌可称作牙科工具，品种繁多。他很擅长这个职业，他一旦跨入这行，便开始了“一流”的服务。牙科工具简直就是用于审讯的微型刑具的复制品。猴钳、木锉、锉刀、凿子、剁肉刀、鹤嘴锄、辊压机、钻头、匕首、小撬棍、冲头、錾子、钳子以及适于勾住牙齿的长金属角物体，它们可以直穿患牙根部，猛地掏出患牙，让你无意识地发出惨叫。当一个煞费苦心的牙医不想用冷冰冰的工具伤害你时，他会点燃一盏小酒精灯把小钳子烧红，把它举到你的头上，还面带着笑容。

然后，他巧妙地将小钳子放到了你的嘴里，当你大叫一声时，他竟还问道：“痛吗?”

诊所游戏

19 世纪末见证了牙科诊所的快速发展以及牙科广告的蔓延。“无痛”牙科诊所早在 19 世纪 30 年代就出现了，广告同时也遍布在粗糙的卡片上，比如布鲁克林的曼森博士，曾在广告上传播他所使用的“使人麻木的瓦斯（没有痛苦或危险）”。诊所开始激增，区域连锁店随之遍布。开诊所不需要许可证，牙医也不需要训练就可治疗病人。这是一个完全没有政府干预的自由市场经济，但它并没有给大多数人带来最好的服务。诱惑经商策略、压榨员工和劣质服务是诊所的操作特点。这些诊所里根本就没有专门的拔牙业务，在一个记载里是这样解释的：

最重要的和最有油水的人是承包商。他是诊断专家和超级推销员。要应付这个重要的工作，不管是牙医还是学徒，都必须拥有讨人喜欢且受人尊敬的特点。诊断固然重要，但比起钱就没那么重要了。

从牙科的成长史来看，这些腐败的从业者，满是诈骗的诊所，华而不实的广告，无能的、流动或固定的骗子等都是牙科发展道路上的重重阻碍。在那个时代有一个著名的美国人——埃德加·伦道夫·帕克，他曾对这些现象进行了讽刺，然而大部分人都已不记得他了。他的故事记述着世纪之交牙医学的演变过程以及最非凡的成功人士的真实生活写照。一本长篇传记引人入胜的副标题，由彼得·普罗尼奇和雅顿·克里斯汀命名，为“一个牙科叛逆者为‘道德的’广告而战”。

无痛帕克

身为表演者、创新者、公共健康促进者、行业牛虻和口腔界巨头的帕克，于 1872 年出生在加拿大的纽布伦斯威克省。17 岁之前他做过小贩和船员，17 岁时，他突然开始担忧自己的未来，便考虑当一名医生。

“在我看来，”他回忆道，“所有的医生都是穿着白大褂在四周闲逛，看起来又酷又有尊严。他们不需要努力工作。看上去他们很有学者风度且有点儿神秘，好像他们只要开药就可以了。他们的生活看起来很美好。如果我披上一件白大褂，我相信我看起来也会像那些家伙一样神秘而且无所不知。”

帕克的妈妈是一个虔诚的基督徒科学家，她被帕克的想法吓得目瞪口呆。帕克便重新考虑未来，并从颅相学家那里寻求职业指导。在 19 世纪，颅相学（根据头盖骨上的隆起来分析一个人的性格和气质的伪科学）得到了尊重，与延续到今天的精神病学具有相同的地位。帕克把颅相学家的评价记载了下来：

他的骨相结合他的事业线表明他十分优秀，他关心人民的健康。他的其他线也呈上升状态：科学、商业和专业。然而，在最后的分析中，所有一切都指向了同一个目标——他会成为一个好牙医。

1889 年，帕克进入了纽约牙医学院，他靠自己的能力养活自己。“当其他的孩子出去学习时，我随身携带工具上门帮人看牙以获取足够的食物。我就像一个小贩一样，会向别人口若悬河地推销各种样品。如果我要推销一些牙科医术，我就会想办法打厨师牙齿的主意。如果幸运地没弄死厨师，那么我就能在这间房子的女主人的牙齿上找到生意。”

该方法有其局限性。

“首先我还没有受到相关的牙科教育。所以讲到我不知道的内容时我必须回学校听课。”

由于暗地行医，帕克被赶出了学校，他回到纽布伦斯威克省，成为一名流动牙医，挣的钱足以进入费城牙科学院和口腔外科医院（现为天普大学牙医学院）。由于拥有了一定的装备以及受到了大家的认可，帕克放弃了流动行医的方式，在纽布伦斯威克省开设了一个固定的牙科诊所。三个月内他只掐了 75 美分。帕克正处在一个十字路口上。他是得继续研究“伦理”牙医学的规则，不打任何广告地做生意，就这样挨饿呢，还是用他当小贩时所学到的技能以及表演者和商人的天赋去获得生意上的成功呢？

“我为什么要‘不道德呢’？”他后来写道，“我为什么要离开羊群，打破不变的牙医群体，以我自己的方式去经营牙科，为什么要面临‘道德’先生们的仇恨和持续的迫害呢？嗯，饥饿是最初的原因——仅仅是因为胃在咕咕作响，这响声比所有的美国牙科学院和牙科协会的说理和恶语还要响亮。”

基卡普印第安人医药公司的旅游药展和训诫者们的残酷谩骂触发了他的灵感，帕克写了一篇关于口腔护理疏于照顾而受祸害的文章，开始在附近的一个小镇进行宣讲。在演讲后，他说拔一颗牙齿只收取 50 美分。他承诺若病人感到疼痛，他愿意给患者 5 美元，并承诺可以给他提供新的止痛药——“水合卡因”。这一宣讲立马迎来了成功。

“比起我的收入，他们的牙更需要治疗。如果患者真的感到疼痛的话……我给 12 个患者拔了 33 颗牙齿，没有人尖叫。我不知道为什么，因为在给第七个病人拔牙时我已经用完了水合卡因。”

“无痛帕克”横空出世。两周内他每天赚了 50 多美元。他走遍了美国和加拿大。通常，他会受到州和省级牙科当局的阻止，理由是为了建立规范牙科竞争机制。在 21 岁生日时，帕克由于没有加拿大维多利亚的营业执照就开业行医而被赶走。

他逃到了阿拉斯加，又回到了这个海洋省份。他曾经带着自己具有歌剧风格的表演团在此巡回演出，后来又去了纽约市。由于不懈的自我提升和大量的广告运作，他的事业欣欣向荣。其间，他还定期地去指责那些所谓的“伦理”牙医。在他把他的事业交给巴纳姆的前宣传代理人威廉·毕比后，一切都改变了。

用巴纳姆自传的一个副本作为指南，毕比设计了有效的广告和宣传噱头，使“无痛帕克”成为一个家喻户晓的名字。不久在布鲁克林弗拉特布什大道的帕克大厦两侧竖立起了巨大的广告牌。上面写着：“我确定它是无痛牙科——是的，我！无痛帕克（“它”字足有十英尺高）！建筑物前面的招牌写道：

无痛帕克

卓越无比，完全无痛

完美的操作！大众的价格！

这座大厦前面常有各种类型的演出以招揽生意。一个身穿粉红色紧身衣的人在一条钢丝绳上行走。他因此有了更多的诊所，也聘请了更多的牙医。广告牌、杂志、报纸、夹心板、废弃建筑物的墙壁和其他几乎每一个能想到的空白处，现在都成了他大肆宣传自己的地方。人们蜂拥而至，对他诊所的牙科护理质量大肆批评，他反驳道：“不管大家怎么评价我们，我们的工艺和用的材料都是最好的。”

帕克也和剧团的演员、歌手、魔术师、音乐家和踢踏舞表演者等在路上进行医药表演。有时参加这些娱乐表演的人数多达 24 人。帕克披着大衣坐在一辆敞篷四轮马车上，时不时地将硬币抛撒到人群里。演出的高潮是帕克的无痛拔牙展示。据说他用的麻醉药就是这些表演中的噪音和混乱。他还会邀请观众去城镇的临时住所寻求服务。

帕克成了歌舞杂耍笑话中的笑柄，被纽约国王县牙科协会列为“腐败牙医”的标记。游行时他的右手常戴着一颗七克拉半的钻石戒指，饰钮上还镶嵌着一颗四克拉半的钻石。像旧时的拔牙匠，他有时会戴着一条由他拔出的牙齿制成的项链。这条项链上的 357 颗牙齿，全是在一天内被拔掉的。

1906 年，他 34 岁，离开了布鲁克林，准备去加利福尼亚过退休生活。他赚取了几百万美元，六节火车车厢的家具、七匹赛马和一辆崭新的世界上最好的汽车。但退休生活对帕克来说不太合适。很快他就在洛杉矶的一个偏僻地方买下了一个破败的牙科诊所并回到了这个行业（帕克喜欢的地方在“贫民窟与豪华建筑之间”）。在纽约他用广告牌和“人蝇”爬上墙壁以吸引人们的注意力；在加利福尼亚，他用飞艇和飞机牵引着旗帜宣传。他愈发地痛击“伦理”牙医们，他的名声更响亮了。遭受了一连串的欺诈和治疗不当的诉讼，他积极回应并表示他从来没有支付过一分钱的赔偿。越是受到攻击，他就越反对“牙科信任”这个团体，这些邪恶的牙医学势力，就像往常一样试图抑制他的行业进展。

有时，他会由于冲动被抓，因此他暂时放弃了在公众面前展演。由于他极度地渴望与人群接触，便打算另外买一辆车，在上面打造一个牙科平台，直接开到街上去，再次开始他的拔牙历程。但随着时间推移，这样做再也不能满足人们的需求了。1913 年，他购买了一个马戏团。动物和杂技演员在他新诊所的大门口跳铁圈以及进行各种杂耍表演。

牙科信任团体与政治家联盟加紧了攻击。1915 年，加利福尼亚州立法机构通过了一项法律，强迫牙医们在合法的名字下开业。这是一条针对无痛帕克的法令。四个月后帕克依法将他的名字改成了无痛。

尽管从 20 世纪 20 年代到 30 年代，伦理道德继续抨击着帕克，但他仍坚持不懈地宣传群众的口腔卫生保健，最终他受到了一定的认可，尽管不受尊重。1952 年在他死后的六个星期内，加利福尼亚州牙科董事会下令从他的诊所搬走所有的广告牌。无痛帕克的名字曾经无处不在，但一夜之间，就从美国的城市景观中消失了。他的连锁诊室出售给了个体经营者们。这位无痛倡导者面临如此多的烦恼完全是因为他所选的专业。

塞夸的故事

世纪之交，英格兰的牙科前景比美国更为开阔。理发匠仍然在拔牙，牙科仍不规范。其目无法纪的行为使人想起了美国西部边疆的一些东西，那个时代英格兰最有名的牙科和医学艺术的从业者们表现出了一种精神：塞夸精神。

从 19 世纪 80 年代后期到 1909 年，塞夸成功地迷惑了英国人。为再创美国西部神话，他把精心制作的医药巡回展出搬到了舞台，英格兰因此受到了塞夸的影响。你可以想象这就像野牛比尔①的敲诈行为。他的随行人员包括牛仔和戴着羽毛头饰的印第安人。在游历英伦三岛的过程中，他会在一辆巨大的金色四轮马车上表演医术。

那么塞夸是谁呢？第一个是威廉·亨利·哈特利（1857—1924）。他生于英国，身材高大，脸色蜡黄，在舞台上他经常趾高气扬，穿着美国牛仔的服装，模仿着他们的口音。演出的高潮是塞夸的拔牙表演。当铜管乐队奏起时，塞夸宣称自己能够在一分钟内拔除 8 颗牙齿，并很快着手证明。乐队的吹奏声实现了其主要的功能，掩盖了舞台上的哭喊声。但音乐、人群和世纪之交的成就创造了令人兴奋的气氛，传闻 15 分钟就足以克服任何痛觉。一位评论员简洁地总结了这种现象：

……拔出牙齿的过程中，一只喇叭贴近你的右耳朵，一只大鼓在你的左边击打，群众望着你每一个扭曲的形状，这种情景足以吸引台下的观众们。

①野牛比尔（Buffalo Bill），原名威廉·科迪（William Cody，1846—1917），美国陆军侦察兵，善于猎杀野牛，他曾在八个月内杀死将近五千头野牛，因此获得“野牛比尔”的绰号。

随着他惊人的展演，人群沸腾了起来，纷纷购买塞夸的药品和其他有名但同样毫无价值的复方药物，比如他的“令人惊异”的草原花药丸。鉴于生态学上和政治上的完美配合，这种药丸会销售得很好。他声称，这种药丸是源于阿帕奇地区和其他美国部落的复方药物，由来自蒙大拿州和南达科他州的草本植物和来自遥远西部的根茎和矿泉水制作而成。

哈特利最终抛弃了自己假想的角色，但塞夸仍在继续。他是如此的大众化，在这位骑着马儿的拔牙硬汉之传奇人物的背后，有这么多如此迷惑人的营销机器，后来竟有 20 多个塞夸出现了，并在塞夸医药有限公司的指导下经营业务。终于，公司受到了其美国的继承人约翰·摩根·理查兹的掌控，他加入了美国的那些江湖医生团体。不久，英国人便喜欢上了卡特褐色小药丸，幻想着其无尽的益处。他们喜欢上了专门帮助医治脸色苍白的威廉姆斯博士粉红色药丸和安替坎尼亚滋补品。最终，当塞夸医药有限公司于 1909 年 3 月 26 日解散时，最后的塞夸们骑着马儿走向了衰败。

第七章　假牙的承诺

——假牙和口腔修复学的历史

在所有的制成品中，也许只有假发比假牙能给人们带来更多的笑话。就像它们公认的名字一样，假的牙齿，这给它们打上了不光彩的烙印，所以才会被遗弃在口腔的“黑洞”里。世界上所有的义齿清洁剂都不足以抹去它们身上的奚落与嘲弄。假牙工匠和无牙颌梦想家一直将义齿看作神圣的东西，然而它却受到这么大的嘲讽，这是多么的不公平啊！也许事态会出现逆转。社会开始包容越来越多虚假的东西，越来越多的人能够接受在身体里加些新东西甚至是把身体里的某些部分换掉，因此我们必然要对这些人造奇迹做出真心的评价。

缩小差距

要找到合适的替代牙就像与原始人的距离那般遥远。牙齿是很容易找到，比如脱落的牙齿、动物的牙齿或死人的牙齿，但是如何把它们放在口腔中，让其发挥作用，并让它们承受嚼东西时产生的压力呢?

伊特鲁里亚人和罗马人留下的牙桥，显示人们早已解决了这个问题。他们创造了工程学上小小的奇迹。然而，一些人透过义齿看到了社会上的假象。公元1世纪的罗马诗人和讽刺作家马提亚尔在他的诗作中嘲笑过它们。他嘲讽一位同时代妇女为人不齿的个人风格：“你穿着时尚，披着长长的假发。到了晚上，你就将你的牙齿连同你的丝绸衣服一起抛至一边。”

他还对另一位戴假牙的女士予以痛斥：“你戴着假牙，披着假发，却不以为耻。蕾丽娅，如果你的眼睛没了可怎么办？那可是买不到的。”

马提亚尔可能乐于见到罗马帝国灭亡后，牙科修复艺术步入衰退期。黑暗时代风靡一时的粗糙替代牙，标志着牙医学人工智力的最低点。它们的存在仅仅是因为个人需求。由于其在饮食中的作用，牙齿缺失可能会威胁健康（除了在拔牙过程中所面临的危险）。食物的选择有限，且都需要咀嚼。但是那个时代的拔牙匠和理发匠—外科医生只会取出牙齿，却不知如何把它们放回去。11 至 12 世纪的阿拉伯外科医生阿布卡西斯，建议用骨头填补坏牙。两个世纪后，欧洲的医生本可以提出更好的建议，比如法国外科医生盖伊·德·乔利亚克，他写了很多牙科疾病的复杂治疗方法，却对补牙毫无提及。

人工智能

文艺复兴时期义齿得到了大大的发展，那个时代对牙齿的治疗对后世有重要的影响。灵活的模具开发采用了印模、雕刻和其他装饰品的复制技术，后来适用于义齿制作。由于可以对患者的牙龈和其牙齿取印模，因此可以设计适合的义齿。早期应用于牙科的模型不够精确，但自从有巫师说用胶水和其他成分（含有尿液成分）可以用于制造牙模，牙科模型似乎有了进步，然而估计它也没什么特别之处。

不单是牙齿再次得到了关注。16 世纪，法国外科医生帕雷①在战斗测试中制作了一个人工舌尖，以更换一个士兵失去了的舌头，具体的做法是取一块盘状硬木，把一边掏空，放在舌头的残端上，并将其用线挂到脖子上。

最早的全口假牙（即口中所有的牙都是假牙）显得十分粗陋。在日本和瑞士发现的假牙，大概都出于欧洲的文艺复兴时期。

17 世纪假牙开始激增。1685 年，查尔斯·阿伦的《牙齿操作者》是英国第一本关于牙医学的书，书中大篇幅地描述了假牙：

> 当我们的牙齿已经坏到一定程度时，不管用什么治疗方法，都是徒劳的；尽管我们做了最大的努力，但是它们……还是完全腐烂了，有可能是那些难以忍受的痛苦迫使我们不得不把它们拔除；我们还没有绝望到认为自己从此将会无牙颌度过余生；损失确实是巨大的，但并不是不可弥补的，想到做出弥补，自然就会想到用人造的东西。

到了世纪末，人造牙齿变得越来越常见，那些出售假牙的人的虚假承诺也一样变得常见，如 1711 年刊登在《女士的日记》上的一则广告：

> 有一些骗子说道：用人工牙吃东西完全和真牙没什么不同，它们看起来和真牙也没什么区别，夜间不需要取出，但数年后可能就磨损了。它们是嘴巴的装饰品，有助于演讲。另外约翰·瓦茨（操作者）专注于牙齿清洁和拔除业务。若要找他，请前往伦敦舰队街壁球场。

最早的假牙是由多种天然材料制作而成的。最常见的义齿基托是河马牙，也有人使用雕刻的牛牙、象牙和海象牙。若能用人类的牙齿做假牙那当然是最完美的。由于唾液和其他口腔污水的作用，由骨头和象牙制作的人工牙使用一年后便开始变黑。

---

①帕雷（Pare，1510—1590），法国外科医生，被某些医史学家称为“现代外科学之父”。

那个时代的技术无法制作出完全适合的假牙。从业者们只是在一张卡片上粗略地描绘出下巴的轮廓，或使用圆规测量口腔。从这些粗略的近似数据中，确定义齿的尺寸，然后就进行雕刻，由此产生的假牙很少能与牙龈完全舒适地贴合。

一个想象不到的地方——普鲁士，在舒适的假牙制造上有了大的突破。对于这个方下巴的民族来说，比起其在牙医学方面的发展更令人知晓的是其尚武精神。17 世纪中叶，他们开始用蜡对病人的牙齿和牙龈取模。用蜡印模浇铸石膏模型，使其成为义齿制作的模板。不幸的是，这个技术被牙科界忽略了。

局部安装义齿时，需要把义齿放到缺失的牙齿的部位上。方法是：用线或金属丝连接到相邻的牙齿上，再用优质尖嘴钳将线拧紧。这需要极其熟练的技术。由于操作困难，假牙一旦装上去了，通常在很长的时间内不能取下，尽管其简陋的设计可能会引起不适。由于难以清洁，很快就会局部污渍堆积，导致大多数人微笑时不自然，因而“最好不要说话”，一个同时代的牙医说：“就让这种腐臭的堆积物直接进入不幸者的胃里吧。”

假牙的再利用

假牙的起源是有疑问的。18 世纪时，制造商经常向客户兜售“滑铁卢牙”，即从拿破仑战役中阵亡士兵的尸体上取下的牙齿。战场清扫工（即那些牙医们）常常将牙齿从尸体上取下，因为它们是制造义齿的好材料。这些从生命力旺盛的年轻士兵们身上取下的牙齿，往往很健康而且富有活力，滑铁卢战役中的 5 万具尸体，无疑为牙医们提供了充足的货源。从 1808 年到 1814 年，在伊比利亚半岛，肆虐法国、西班牙、葡萄牙和英国之间的半岛战争①，是义齿材料的另一个来源。每次交战结束后，牙齿收集者便横扫战场。在与美国的冲突中，英国损失了 36 000 人。在美国，内战和印第安战争之后也会出现大量的牙齿收集者。死亡的内战士兵们的牙齿通常会被运往英国。

尽管伤亡战士们的尖牙、切牙和磨牙很多，但在现实中，大多数的义齿是来自盗墓者、太平间的尸体、解剖实验室里的尸体和其他地方的地痞流氓，无论是死是活，他们的牙齿都会被搜集起来。

一般来说从尸体上拔牙是很难的。当正式的医学教育开始流行时，医学院解剖尸体的需求开始增加。政府限制了对美国和欧洲解剖学家的尸体供应，从而炒热了市场。到了 1828 年，这造成了“盗尸者”们猖獗盗墓的景象。挖宝藏的盗墓者，又称为“盗尸者”，他们为了这些可怕的生意，想方设法地掘出土下的尸体。

贪婪驱使一些人走向极端。在苏格兰爱丁堡，一对职业杀手，威廉·伯克和

---

①半岛战争（Peninsular War，1808—1814），是拿破仑战争中主要的一场战役，地点发生在伊比利亚半岛，交战方分别是西班牙、葡萄牙、英国和拿破仑统治下的法国。

威廉·哈尔向爱丁堡解剖学校出售他们杀害的人，一具尸体收取10英镑。他们一共出售了16具尸体，其中有两具卖给了受人尊敬的诺克斯教授，他是旧外科医生大厅著名的外科讲师。教授声称他并不知道当时拿到的标本的具体情况。虽然如此，他随后“被神职人员谴责，被媒体追踪，遭受中伤和诽谤，并且遭受到暴徒的袭击”。袭击他的是一伙“粗俗的人”，据传说，他们在攻击这个曾经受人尊敬的教授的过程中朗诵了一首诗：

丁香树下和楼梯上
住着伯克和哈尔，
伯克是屠夫，哈尔是强盗；
诺克斯是买牛肉的人！

上颌受限

全口下颌假牙，由于重力的关系，通常可以放得比较稳，但上颌假牙却不行。至少要有一对自然牙，可以用来帮助系住上颌牙。时尚的人们必定想要漂亮，一些没有上颌牙齿的巴黎人宁愿将他们自己的牙龈刺穿。有了这些刺穿的洞，配有钩子的义齿就可以挂上去了。可能有些人是为了时尚，但对于大多数人来说，没有上颌牙就像过着一种无牙的奴役状态的生活。固定上颌需要力量，要寻求一种机械的解决方案。

早在18世纪，就有人将鲸鱼骨板用作制作义齿的材料，将上下颌牙完全地分开了。后来钢逐渐取代了鲸鱼骨。牙医学之父皮埃尔·福查德，发现了在上颌上装假牙的一种有效方法，即用金属弹簧固定在下颌牙上。弹簧把上下颌牙分开，然后弹簧迫使假牙顶住牙龈和嘴唇，在原来的位置上固定不动。不久，时尚的口腔中就装有白银和黄金连接的全口假牙装置。只需装上颌假牙，就可以把弹簧安放在下颌装置的自然牙上。

线圈和弹簧都有缺点，它们很难清洗，很难掌控，正如1851年约翰的《人工牙的管理》所记载的：

要谨慎地把由螺旋弹簧支撑的假牙放入嘴里。由于维护不当，佩戴者经常会损伤或完全弄坏2~3副弹簧，所以要教会他们取戴假牙的方法，以避免类似事故的发生。

尽管在理论上能够将上颌假牙固定在适当的位置上，但制作一个用起来方便的假牙装置是相当难的。人的下颌牙是马蹄形的，这就使得上颌假牙在咀嚼时难以固定，所需要的是一套完整的且能够覆盖整个上颚的义齿。河马牙很难雕刻成这样一套完整的上颌假牙。

尽管托马斯·伯德默在1768年的里程碑式作品《牙齿和牙龈的疾病和畸形》列举了人工牙的好处，但也提到了假牙的问题——缺乏稳定性：

> 人工牙显然只有装饰的作用，虽然它们让人们看上去像青少年一样健康，改善人们的声调，使其发音更愉快和清晰，并帮助人们咀嚼，避免对应位置的牙齿长得过长；然而许多人对它们的一些不便之处抱有偏见……他们说……不容易固定在牙龈上；放不稳，并且在一段时间后，和假牙连接的邻牙也会松动。或者，用力结扎，这是常用的，但经常会在健康的牙齿上刮出一道很深的凹痕。

光滑的闭孔器

对口腔修复起最大推动作用的是梅毒。梅毒于1495年出现在那不勒斯，并一直持续到20世纪。谣传在1665年，英格兰亨利八世为避开瘟疫将大批伦敦人送到这座城市的妓院而使人们染上了梅毒。这种性病损坏了人们颚部和鼻部的软组织和骨组织。人口统计学上记载着他们的显著特点就是口腔里没有上颌牙，通常他们一句话也不说。人工补救的办法就是安装人工颚，用当代的说法就是闭孔器。阿玛塔斯·鲁希塔纳斯（1511—1561）率先发明了这种装置。早期的改良版包括用金属、亚麻布和海绵等制作的塞子。帕雷曾描述过这种闭孔器。

有些人的部分颚骨由于被火枪击中，或因一些其他伤口或梅毒性溃疡而毁坏，使得患者不能正确发音。为了弥补这一缺陷，我们借助于艺术，找到了一个权宜之计。这个装置比硬腭孔要大一些，它由金或银制成，大约有一个硬币那么厚，连接的海绵像拱形；当把装置放入口中后，海绵吸收了水分，很快就会膨胀起来，就能使器具保持稳固状态。这时比较利于发音。

塞子肿胀后，容易导致溃疡，溃疡组织渗出脓液，加速了组织损伤，因此这种闭孔器便停止使用。随后的巧妙设计稳固了假牙装置。新设计出的人工颚有着蝴蝶一样的翅膀，当它被放入窦腔时其翅膀可以打开，其余部分则负责排出脓液。

法国革命

18世纪的法国对普鲁士在义齿制作方面取得的进展显得毫不在意，因为这种愚昧，在一个世纪后的普法战争中，法国遭遇了悲惨的后果。法国在引入了“矿物假牙”后，爆发了一场革命。

由于象牙制作义齿存在缺陷，这驱使着牙医们去开发复合材料——陶瓷。一种可塑的矿物质，用火烧后，瓷变硬、变强。历经不断的尝试，终于造出了“不会腐蚀的”义齿。为了使牙齿的颜色看上去像人的自然牙，还给假牙上了色。但早期的模型质地很脆，颜色也不自然，更重要的是，烧制过程中瓷会收缩，使得牙齿不能完全契合。

早在18世纪70年代，一位来自巴黎附近的圣日尔曼昂莱市的化学家亚历克西斯·杜萨托，和许多人一样，受到象牙义齿的困扰。由于对瓷牙感兴趣，他在瓷器工厂为自己制作了一套瓷牙。第一副瓷牙烧制时收缩太多，以至于无法佩戴。随后又做了许多副。尺寸正确了，颜色又不对，瓷牙的颜色最初似乎太白。接着颜色调好了，尺寸又错了。杜萨托于是开始尝试用熔点较低的瓷糊，却经历了更多的失败。

1774年，杜萨托与巴黎牙医尼古拉斯·杜布伊斯·德·舍曼特一起合作生产矿物牙。他们不断地尝试不同的糊剂，终于制作出了适合杜萨托的义齿。杜萨托试图将该产品推向市场，却没有成功。由于他们的贡献，杜萨托受到了来自巴黎皇家外科医学院的嘉奖，但除此之外什么都没得到。与此同时，舍曼特继续进行实验。他精心调制了瓷糊，计算出了精确的煅烧温度，并设计出了新的矿物牙。1788年，他出版了一本关于他的矿物牙齿的书，翌年，国王路易十六赐予他矿物牙的专利。舍曼特在巴黎科学院和医学院公布了他的发明。这是牙医学史上的一个里程碑，是牙齿修复艺术领域的一项技术突破，他的矿物牙是第一副完全由无机材料制作而成的人工牙。

不久，舍曼特被授予各种荣誉。巴黎皇家外科医院宣布他的假牙具有“兼顾美观、坚固耐用和卫生舒适的品质”。天花疫苗接种的发现者爱德华·詹纳给舍曼特的产品作了名人证言，正如巴黎皇家医学会主席杰弗洛伊所做的那样：

> 我宣布这个进步比我期望的还要成功。我进一步证明，戴了一年多的海马假牙，它散发着恶心的臭味，我的呼吸都变臭了，食欲下降，以至于在与人交往时要取下假牙，而且吃东西时也要拿出假牙。
>
> 先生，我不再怀疑，我的健康状态变差全赖这副牙的骨质发出的腐臭气味……自我用了你给我做的假牙后，我就将那副海马牙丢弃在一边了，我的健康大大地改善了。我的食欲也变好了……

> 鉴于你的发现，你应把这种服务推广给群众；我们希望，在私人聚会和公共场所里不再受那些动物材料的影响……想象一下歌剧院里的两千人，至少两三百人里口中有一小块海马牙；所有那些腐朽物质不禁让我想到，如果把这么一块这种动物的骨骼放在舞台上，腐败和恶臭的气味必定很快会赶走所有的观众。

老将军德·马塔格尼伯爵也为他的发现深受感动，写了一首诗词歌颂他：

> 当岁月剥夺了我们的盔甲，
> 杜布伊斯给予了细微的关注；

有了新的磨具和刀具；
我们与他一起大笑，我们与他一起吃饭。
舍曼特万岁，我们真正的朋友。

随着其知名度越来越大，来自于巴黎的其他牙医们开始指控他得到的荣誉，但杜萨托坚持打官司。

舍曼特最终获得了矿物牙发明家的合法权益。1792 年，他移居伦敦，赢得了 14 年制作瓷牙的专利权。到了 1804 年，他声称有 12 000 人使用过他的假牙。舍曼特引发的一体式瓷牙的狂热，最终被其无能的追随者所终结，他们毁掉了烤瓷牙的声誉。

铁质黏土工艺

虽然舍曼特的矿物牙未能取代那些流行的天然材料制作而成的假牙，但瓷并没有脱离人工牙的未来。1809 年，在巴黎行医的意大利牙医冯兹引进了单个瓷牙。他称它们为“钉牙”。每颗牙齿单独制作，把一颗铂金钉焊接到黄金或白金基托上。冯兹的瓷牙和自然牙的透明度很相近。

当这种瓷牙传到英国的时候，引起了纷纷议论，从下面这封冯兹写给朋友的信便可看出。鲁斯皮尼指的是巴塞洛缪·鲁斯皮尼。

那天与鲁斯皮尼骑士共进晚餐。外科医生—牙医递给威尔士亲王一块上等的烤牛肉腿，但他难以咀嚼，牙齿自然就成了谈话的主题。谈话中就提到了几种人工研磨的假牙，当时，我瞅准机会，注意到你的那些朋友戴了巴黎人用颚骨制作的假牙。这激发了骑士的好奇心，他诚挚地恳求我协助他窥探这一发现；这位意大利兄弟后来承诺，如果检验合格的话，他会尽最大的努力去为英国的作家服务。他希望能使所有的牙齿都能稳固在口腔中。

冯兹的牙齿在英国被称为“铁—金属”，不会虫蛀，它们在口腔中的寿命延长了，比其他任何替代品都具有明显的优势。但舌外缘、钉连接与基托黏结等问题仍然需要克服。最终这些问题连同它们不自然的“豆形”和牙齿碰撞时发出的刺耳摩擦声，让铁质黏土牙在牙科历史中走向了衰亡。

瓷牙是不会消亡的。19 世纪 30 年代后期，伦敦的克劳迪斯·阿什介绍的“管牙”更为精细。这些假牙有一个黄金或白金的中央套管，随后植入义齿基托或牙根。

1817 年，第一副瓷牙跟着法国牙医普兰图博士来到了美国，他在费城进行了宣传。而美国第一副全口假牙，则是罗伯特·伍芬德尔戴的，由纽约的威廉·沃尔顿制作。一本牙科杂志后来指出，这副假牙“被认为是一个天才的、美妙的、巨大的成就”。然而，当我们谈论到美国义齿的时候，故事必须关注战争中的第一人、和平中的第一人，他有头衔，而且是个尊贵的人，他就是美国首个义齿镶戴者——美国的第一任总统乔治·华盛顿。

乔治·华盛顿——假牙的故事

乔治·华盛顿是大家熟知的美国人之一。他在美元钞票上的僵硬的面容，有助于我们继续探究关于华盛顿“木牙齿”的传说。华盛顿的假牙是由同时代人工牙的典型材料制作而成的，包括河马牙、海象牙、牛牙和象牙，但不是木材。铅以及麋鹿牙齿都曾用作他的义齿材料。流通的货币上面的画像出自吉尔伯特·斯图尔特之手，画中的华盛顿镶戴着的是河马牙基托的假牙。

华盛顿的肖像足以说明他患有严重的牙痛。正如一位作家写道：“华盛顿有腐烂的牙齿，需要及时修补……”22 岁的时候，他开始掉牙，据记载，他几乎每年都要花一部分钱用于拔牙。他买了大量的牙科用品和数打“海绵”牙刷。一位同时代的士兵曾描述华盛顿 28 岁时提到过他的坏牙，据传闻他很少说话。

他在 40 岁左右的时候开始使用局部义齿，并且为了免遭口腔折磨，他雇用了一支口腔护理专家团队帮助其开展竞选活动。他几乎受到过所有知名的美国牙医的服务。约翰·格林伍德、詹姆斯·加迪特、查尔斯·惠特洛克和让·皮埃尔·勒·梅耶等人，不断地被指挥官们催促着为他看牙。这是一个长期、缓慢、痛苦的损耗战争。

据说华盛顿在独立战争期间经常受牙痛折磨。战斗的结果和他牙齿的后果，有着极其有趣的相似之处。它们都是因为持续性的物资和设备短缺，需要不断地增援和调换。牙痛的绝望反映在他 1781 年的请求里，他请求约见费城的牙医约翰·贝克。

“一两天以前我要求哈里森上校向你要一把钳子帮我把牙齿的线拧紧。我希望你已经把钳子给了他。现在，我希望你能给我一把刮刀，我的牙齿需要清洗了，我在费城不会待得太久。作为答谢，这笔诊牙费用将会通过邮局安全快速地汇出。”

通信线路并不像将军的智能机构那样安全。消息因被英国人拦截，根本就未到达贝克那里。

大多数假牙都不能令华盛顿满意。这些假牙既不舒服又没有作用，他只在吃饭时才戴上假牙。由此造成的痛苦无疑增加了他的忧郁情绪，吃饭的客人评论道，“一定程度上的‘焦虑’以及‘敏感’，有可能是他消化不良和脾气暴躁的结果”。

华盛顿在最后十年的重要成就就是 1789 年他成为美国的第一任总统。牙齿不适的这十年，他的健康每况愈下。

1790 年，总统连续几天在他的日记中写道，“整天待在家里、不舒服”，“一直不舒服，伴随着牙齿疼痛、肿胀和牙龈发炎”。最终，华盛顿嘴里的真牙只剩下一颗下颌前磨牙了。1796 年，这最后的一颗天然牙齿也被拔掉了，满口假牙使得他无法咀嚼。没有了可依托的牙齿，现在他得靠嘴唇来控制义齿，以防义齿从他嘴里掉出来。1790 年，一个英国游客写道：“他的嘴和其他人的不一样；嘴唇僵硬，下巴看上去用力向上托顶，即使他静静地坐着时，肌肉好像还在动。”

也许总统那一天戴的是铅基托组成的人工牙，也有可能是麋鹿牙齿组成的义齿，装有钢制螺旋弹簧的义齿有很强的力量，“以至于即使在今天，也需要几串金属丝捆绑才能让上下颌接触”。

这无疑给他带来了思想上的痛苦，他开始关注他的面相。因脸部变形以及发音出现问题，他减少了公共演讲的次数。

华盛顿夫人则要好一些。1797 年，她将一副破损了的假牙给了这副假牙的制造者本杰明·芬德尔医生，以让他再修理或更换。漫长的拖延使总统不得不写信催促。

“先生，”他在信中说道，“华盛顿夫人一直在期待着新的假牙，如已完成请尽快给她，但愿不要再拖延了，如果还没做好，那么请把她原来的假牙还回来，我们再另想办法。”

总统等了大概一年半才接到芬德尔医生的答复，那些认为现代发展导致服务质量差的人可以聊以自慰了：

亲爱的先生：

在这一两天内，我从长期的痛苦中走了出来，终于松了一口气。我用左手，虽然有些困难，完成了华盛顿夫人的假牙，我将派我的仆人给您送过去，希望假牙能够安全地到达您的手上。我想起来了，现在这副假牙和那副旧的假牙基本一样。我用了各种方法，想让新的假牙和原来的一模一样，但失败了，于是我只能继续用旧的假牙模型。我取了模型，不小心碰坏了。让您的太太等了这么长时间，我非常抱歉。事实上，我到了雪松山后常常卧床不起。我希望您和华盛顿夫人对我抱有信心，我随时乐意为你们二人服务，您可以命令我。我眼高手低，力有不逮，希望你们现在能够接受我的歉意。请把我最诚挚的问候，带给华盛顿夫人，请相信我，先生。

向您致敬。

B. 芬德尔

在过渡期间，华盛顿夫人曾向波士顿的查尔斯·惠特洛克寻求帮助，但由于忙于舞台表演和牙科业务，他也无法为她制作一副可替代的假牙。

法籍美国牙医梅耶专注牙齿移植术，为华盛顿治疗过几次，曾做客于弗农山并留宿。对于华盛顿的移植牙齿手术他没有做过任何的记录，但他给华盛顿的助手，理查德·瓦利克上校移植了 5 颗牙齿。在后来的一封信中，华盛顿写道，“活牙移植的效果令我目瞪口呆”。

他为何对移植牙齿很震惊，原因还不是很清楚。然而，梅耶去世二十年后，詹姆斯·加迪特在费城写了一个关于牙医做移植手术的随访报告，标题为“牙齿移植的观察，倾向于表明手术成功是不可能的”。加迪特研究了 170 例病例，并且“这些移植牙都不成功”，他说道，“尽管有些移植牙能维持一年之久，但最后都会腐烂”。

总统的所有牙医中约翰·格林伍德是最受他青睐的。格林伍德为他制作过三副全口义齿和两副局部义齿。在 1799 年的一封信中，华盛顿向这位牙医表现了自己对他的喜爱，格林伍德从这封官方信件里摘录了一段放在了他后来的广告中：

> 比起你其他方面的表现，我最喜欢的是你现在的服务。
>
> ——乔治·华盛顿

这样一个带有署名的宣传肯定是真的。同年，华盛顿再也不用受牙痛的干扰了（即去世）。他去世后不久，一位医生曾指责华盛顿的内科医师，并说华盛顿就是那个时代标准治疗方案的受害者：

“……我们看到了他们的声明，”原告克雷克博士和迪克博士说道，“他们帮一个 69 岁的人拔牙，流了大量的血，有 82 盎司或两夸脱半以上，血流不止，大概持续了 13 小时。可能世界上有极少数肥硕健壮的年轻人可以承受失去如此多的血；但年纪大的人身体必定体弱，这样一折腾，他全身毫无力气，必然导致他迅速死亡。”

批评家露出了毒牙

在口腔修复工艺发展过程中出现了意想不到的状况。贴合的假牙显得自然，但它们的用途越广泛，就越受到人们的鄙视。

当人工牙流行于 18 世纪的英国富人阶层时，再没有人蔑视它们。它们甚至还比不上那个时代的假发，看上去不自然而且毫无功能。在用餐前人们要把假牙取出来。用餐结束后人们将它们放回口中，以帮助其发声。

一套不腐烂的假牙，其不自然的色调和面部的僵硬表情，是早期漫画家和讽刺作家攻击的对象。19 世纪，对假牙的羞耻感和嘲讽与它们的制作工艺同步上升。到了 1840 年，人工牙制作虽然烦琐，但其外观非常逼真，这似乎使假牙获得了人们更多的揶揄和嘲弄。部分原因是主人遮遮掩掩取戴假牙时的窘态，如果不遮掩，那么他们的牙齿肯定就是真的。

不仅人工牙受到了蔑视，使用者们也受到了鄙视。英国首相本杰明·迪斯雷利发出的刺耳的高音，立即遭到国会议员对手的攻击，“如果他说话时不停顿，那么他的假牙就会从口中脱出”。

人工牙的普遍存在和对它们的态度的改变，是受到了维多利亚时代英国人行为方式的影响。人们不禁想起，这一时期，古板但聪明的英国人，是因为假牙才发展成绅士们，因为要尽量避免大声狂笑而露出假牙。那个时期，人们在晚饭前通常要先在卧室里吃些东西的习俗也同样归因于假牙。在卧室里不用戴着假牙，因此可以先填饱肚子，这样在客厅里就可以戴着假牙小心翼翼地慢慢吃。

然而，那个时代纵然有些人会窃笑假牙的存在，但更多的人则倾向于庆祝假牙的存在。罗伯特·罗克利夫于1862年发表的专著《专注于假牙》，确立了他在后来阵营的位置。

他们弄错了，说你是假的。珍贵的牙齿，你是艺术，
持久耐用且惟妙惟肖；
当牙医第一次把你固定在我的口内时，
从此我就与你相伴，
你不会被虫蛀，
完美无瑕如珍珠，
就这样免除了我的自然牙所受到的一切疼痛和痛苦。
我猜想它没有一丁点儿的杂色，
我想更换少许配件，
为的是像你一样健康和耐用。

然而，这些装置可能给某些人带来快乐，但对于其他人来说可能就是灾难，正如约翰·汤姆斯在《人工牙的管理》一书中所写道的：

你应了解如何维护假牙，这是非常重要的，因为它们一旦缺乏关注，很快就会损坏，并且变得令人讨厌。使用者往往不会意识到奇臭味是由假牙引起的——然而不仅如此，旁人也受累；他几乎使他身边的人因为口臭而中毒……假牙（象牙）高度抛光后，唾液对它就没了作用，因此黏着的物质不易分解。使用者应重视这一点。牙齿的表面……要用一点沉淀碳酸钙仔细刷，每天一次或两次；并且刷牙后，要用干燥的软毛巾擦拭。

二次咀嚼

对于那些没有牙齿或假牙的人来说，粉碎机可以预先将食物粉碎以及研磨成一口大小的分量。19世纪末，这种方法仍在使用中，在食谱书中有时也会提及

粉碎机。约在1880年，一个牙科供应商目录的广告中介绍了粉碎机的操作过程：

对一切牙齿有问题的人都非常宝贵

该机器依据牙齿作用的原理。有了它的帮助可以使肉类和其他需要咀嚼的食物变得容易消化。

将准备吃的食物先切成小块，然后用粉碎机粉碎成浆以便于吞咽。该机器如果用双手水平端住，其工作状态最佳。为了避免食品冷却，可时不时将机器的叶片浸泡在热水里。

使用后必须用刷子在热水里彻底清洗粉碎机，并用一块麂皮擦干。为了清洗方便，此机器很容易拆卸。

利用吸力的人工牙

19世纪30年代之前，由于技术的限制，几乎没有人想过使用整个口腔上颚的托板。费城的詹姆斯·加迪特于1800年无意之中造出了第一个可用的无弹性全托板上颌假牙，几十年后，该假牙被大家广泛接受。他为一名女子雕刻了一副全口上颌假牙，没有装弹簧就直接装进了病人口中。加迪特的儿子埃米尔，详细记载下了这一幕：

那时，牙医仍有到病人家里为病人治病的习惯，有时候忙起来要忙好几个月。有一次加迪特先生又被病人叫去了家里：由于疏忽，他准备好了钳子和弹簧，要求MC太太带上人工假牙。她回答说，“已经在我的嘴巴里了”。让牙医感到更惊奇的是，她说，起初这副假牙有些恼人，但是现在她已经习惯了，没有弹簧，假牙也一样可以应付自如，她很喜欢这副假牙。人工假牙黏附牙龈的原理立刻浮现在他的脑海中，原来是依靠了大气压的吸附作用，从此依靠此原理治疗的同类病例数量大增。

后来基于普鲁士模式，用石膏做一种铸造材料，使全口上颌牙更实用。基托通常用黄金铸造。“吸附的牙齿”，如他们所称，英国慢慢赶超美国。到了19世纪60年代至70年代，它们变得风靡一时，正式出现在广告中并被称为科学奇迹。伦敦的外科医生—牙医琼斯先生曾在一则广告上写道：

获奖的改良版义齿（伦敦和巴黎）适用于任何有问题的口腔，这是一个完全无痛的机制，不需要拔除松动的牙齿或残根。最新的科学发现和机械牙科检测的改进，完全可以做到曾经没法做到的事，这项技术依赖于人工牙对牙龈和天然外观两者的贴合协调。本专利的发明，让使用者可以完全咀嚼，外表极其光亮，强韧耐久，安全无害；体积小，使得发音清晰。在一氧化二氮气体的管理下，琼斯先生引进了一种全新的技术。

义齿面向民众——真实的古德伊尔

麻醉时代的到来大大增加了对义齿的需求。随着拔牙痛苦的消除，更多的人在摆脱了腐烂疼痛的牙齿后，开始寻求人工替代品。义齿成为大众商品以前，人们迫切需要使用一种比象牙更具可塑性，比黄金更舒适且更便宜的材料。

终于在一个家用炉灶中找到了这种材料。经历了多次的失败，查尔斯·古德伊尔使橡胶硫化——用烟熏使橡胶变成一种有用的、柔软的且不会腐烂的材料。他于1839年完善了硫化过程，1844年获得了专利。他的兄弟尼尔森将柔韧的物质变为硬质橡胶材料，并取名为硬橡胶，于1851年获得了专利。1858年其随后发布的专利覆盖了其衍生的任何产品以及制造工艺。当古德伊尔兄弟及其公司被授权制造橡胶产品时引起了一起重大的专利侵权诉讼案，他们遭到了起诉。1855年，公司给丹尼尔·韦伯斯特①支付了25 000美元的赔偿费用（据说是那时最高的法律费用）为维护自身的利益。

“我清楚地记得，在这件事上我自己有一些经验。”韦伯斯特告诉法官，对比橡胶及其前身，现在橡胶品有着独特的性能。“在纽约，朋友送了我一个质量不错的印度橡胶斗篷和一顶材料相同的帽子。我并没好好保存它们。有一天天气寒冷，我拿出这件斗篷。它不需要任何支撑就能站立。穿上它，戴上了帽子，许多经过的人以为他们看到的是站着的马什菲尔德农场主。”

同时，硬橡胶还被牙医用来制作义齿基托，在19世纪50年代初，开创了所谓的“大众假牙时代”。1848年，移居国外的双重国籍牙医托马斯·伊万斯使用硬橡胶作为人工牙的基托。1854年，他为古德伊尔本人做了一副硬橡胶义齿，可以很容易地在患者的颌骨上用硬橡胶取印模，然后制作基托，一旦加上瓷牙，那义齿就相当完美舒适稳定，不需要弹簧，并且还很便宜。它也是那些需要闭塞器的人的福音，把硬橡胶制成的闭塞器放到口中，比以前的材料更实用。人们赞颂它是25年来牙医学中最伟大的进步。硬橡胶的制造商似乎允许牙医们免费使用这种材料，1861年，当古德伊尔的专利过期时，牙医们觉得对义齿支付专利税的时代已经结束了。

然而并没有那么快。鲜为人知的波士顿牙医约翰·卡明斯自1852年以来，一直在努力地申请用古德伊尔技术硫化材料制作假牙的专利。专利局例行公事地拒绝了他的申请。1864年他申请了另外一个专利，提交的规格和图纸同之前的

①丹尼尔·韦伯斯特（Daniel Webster，1782—1852），美国著名的政治家、法学家和律师，曾三次担任美国国务卿，并长期担任美国参议员。

一模一样。令人难以置信的是，该专利竟然获批了。此后不久，卡明斯将专利权转让给了古德伊尔牙科硬橡胶公司。牙科历史学家马文·林格博士指出，在牙科专业的真假实验中发现了很多类似的事情。

义齿垄断

技术转移背后的驱动力是古德伊尔牙科硬橡胶公司的高级职员约西亚·培根。公司委任培根拥有“……专利证书及由此产生的所有的权利，他从此有权起诉所有侵权行为”。据推测，培根阻止了卡明斯重新申请专利，卡明斯一旦成功就能得到权利，那么财富就是他的了。

有权在手后，培根要求牙医们有许可证。想要使用硬橡胶制作假牙的牙医们必须向公司缴纳年费。除了每副六颗或六颗以上牙齿的义齿要付两美元的税费外，根据业务的规模，牙医们每年还要交 25 ~ 100 美元。培根开始起诉拒绝付费的牙医，并几乎从一开始就获得了有利的法院裁决、审判和禁令。1866 年，他起诉了一大批美国十分受尊敬的牙医。为应对起诉，牙医们成立了美国牙科保护协会并筹备资金进行正当防卫，并且反击培根：

> 全美国牙科专业的弟兄们……我们拒绝从事垄断的职业。我们起诉你，要求你毫无保留地撤销所有非法索赔，并确保在任何时候，牙科专业都可以自由使用所有硫化化合物。

牙医们继续遭受着法律诉讼失败的挫折。成千上万的牙医虽然抱怨支付许可费，但仍有许多人在暗中使用硬橡胶。公司侦探在整个国家内搜寻，试图找出这些橡胶窃贼。那个时代杂志上的一个公告，给所有的人警告：

> 维顿翰博士和卡里博士被正式授权在摩根县使用硬橡胶制作人工牙。我们警告所有侵犯我们专利的牙医，如果有人使用硬橡胶，他们将会受到严重的法律惩罚。

虽然以古德伊尔牙科硬橡胶公司的名义进行诉讼，但该行业的人们都知道背后真正的坏蛋是“约西亚·培根，他就像幕后黑手梅菲斯特①，一直在剥削着牙医们”，一本牙科杂志如是说。

怀特牙科公司的塞缪尔·怀特，是反对培根“十字军”的中坚力量。公司的杂志《牙科天地》精密报道了所有的诉讼案。他们已经做好了计划准备上诉到最高法院挑战专利的合法性。1872 年，培根的对手们知道了一位牙医虽已经

---

①梅菲斯特是一个恶魔，因捕获灵魂而闻名，通常以签订契约形式进行。

成功地上诉到了最高法院，但最终仍被驳回，这就有效地阻止了他的对手们进一步反对专利的诉讼。

后来的调查显示，上诉是假的，由培根操纵，目的是驳回上诉。事实被摆到法官面前，历史上第一次，最高法院推翻了自己，而让下级法院进行裁决。

这并没有阻止培根。这仅仅意味着，现在他不得不继续在同一时间里与众多的牙医们作对，他继续干得津津有味，同一时期的报纸里详细描述了他的做法：

他几乎在联邦的每一座城市里都雇用了间谍，并支付佣金让他们去追捕违规的牙医。他为了利润无所不用其极，硬橡胶公司得到的税费是一笔不菲的收入。他最喜欢运用的方法之一是聘用一个年轻漂亮的女子做间谍，因为这样做不会引起牙医的怀疑。她去牙医那儿，并让他用硬橡胶取模。她给钱慷慨大方，直奔硬橡胶这一主题。一旦成功，她将把所有的证据提供给培根，供其诉讼……牙医雇员受贿、隔壁邻居受到询问，通常还会受到严厉的质问。

1877 年，终于有一个上诉案递交到了最高法院，为了胜诉，培根倾尽所有。现在的他变本加厉，积极起诉和压榨牙科行业。1879 年，他踏上了横跨全国的商务旅行，从波士顿出发，倾其全力准备诉讼，他手里拿着打算起诉的 40 多名牙医的名单，一路叫嚣着来到了三藩市。他特别期待在法庭上见到塞缪尔·查尔方特博士。查尔方特之前已经被培根起诉了至少两次，为了逃避许可费，他每次都选择放弃自己的开业诊所，并搬到三藩市，以尽可能地远离培根。

据说，在那个时代，审一个案例并不像现在这样要历经数年；法律制裁迅速快捷，即使并不总是代表着正义的。审判定在周六，最终查尔方特被判有罪。第二天，是复活节星期日，沮丧的牙医来到了培根所住的旅馆，给了他一枪。

培根被枪击身亡，从此结束了沉重的义齿专利费用。当硬橡胶义齿专利于 1881 年期满时，公司宣布将不再延期。于是普通无牙颌的人群也开始有能力支付其义齿的费用了。大众的人工牙时代终于到来了。但硬橡胶的低成本和其简单的铸模方式，对某些牙医来说是“凶兆”。他们抱怨如果没有了优势地位，他们的技能和工艺现在很有可能被“低技术”的人盗取。

在硬橡胶的案子里，我们看到了需要是发明之母。昂贵的专利费驱使牙医们使用其他廉价的材料进行实验。赛璐珞[①]是一个选择。它是可塑的，由约翰·卫斯理·海厄特于 1869 年引进，它不受专利和许可费的限制。然而，它在长期使用后会变成丑陋的暗绿色，并且容易扭曲变形。

除了表面的问题，赛璐珞值得注意的另一个方面，就是它的易燃性。人们通

①赛璐珞，即硝化纤维塑料，是塑料的一种，由胶棉（低氮含量的硝化纤维）和增塑剂（主要是樟脑）、润滑剂、染料等加工制成。

常不会关注戴在口腔中的假牙装置是否易燃，但在文献中提到过有一位英国绅士嘴里叼了根香烟，打瞌睡的时候，他的赛璐珞假牙起火了。

到了19世纪末，义齿制作用上了有铰链的装置，称为牙合架，它模仿自然状态下颌骨的运动模式。颌骨的石膏模型被固定在牙合架上，这样不但可以使义齿结合在一起，而且可以更真实地模拟牙的运动过程。

与此同时，尽管硬橡胶的颜色很难看，但直到"二战"前夕，它仍是主要的义齿基托材料。接着硬橡胶开始短缺，便引用了丙烯酸树脂作为基本的基托材料，直到今天仍在使用。

假牙身份辨识

假牙有时可帮助警方将罪犯绳之于法。19世纪在解决一个著名的罪案——乔治·帕克曼谋杀案的过程中，人工牙发挥了至关重要的作用。1849年11月，这位慷慨富有并受人尊敬的波士顿医生没有回家吃晚饭。警方进行了大范围的搜索。为了找到他，印刷了两万八千份传单并悬赏找到他的人4 000美元。一个在马萨诸塞州医学院（现为哈佛医学院）工作的锅炉工提供了线索：在试验炉里发现了骨灰中有假牙和熔化了的黄金，并在一个茶叶箱里发现了人体残骸。所有这一切均发生在约翰·怀特·韦伯斯特的化学实验室内。韦伯斯特被逮捕了并被指控故意谋杀帕克曼。帕克曼残骸的身份识别对案件至关重要，人工牙成了唯一的证据。

审判很快有了结果。原来自1842年以来韦伯斯特一直向帕克曼借钱，帕克曼曾多次催韦伯斯特还钱，但他一直没还。据称韦伯斯特以偿还部分债务为幌子把这位医生约到实验室，在那里他用折叠刀杀害了帕克曼，并肢解了所有可识别的身体部位。

许多牙医都为其尸体鉴定提供了证言。帕克曼的牙医弥敦·库勒·基普（1800—1875）根据从炉中找回的矿物牙残件，鉴定为帕克曼的假牙。帕克曼的身份鉴定使基普成为一个家喻户晓的名字。莫尔顿为答辩作证，就牙齿的出处进行了辩论。后来莫尔顿的复仇者——医学博士托马斯·查尔斯·杰克逊证明了从试验炉回收的黄金数量（173.65谷）。解剖学教授奥利弗·温德尔·霍姆斯也出庭作证。

该案的121位证人（64人提出控告，57人反对）参加了陪审团。他们花了三个小时讨论，最终判决韦伯斯特有罪。韦伯斯特于1850年8月被判处死刑。在执行绞刑之前，他忏悔自己的罪行，并向发现残骸的锅炉工道歉，因为韦伯斯特曾指责他为失踪事件的共犯。

如果这些牙齿不在颅骨内，而是裸露在外面的话，它们可能也会被烧毁，终于正义得到了伸张。

保罗·里维尔也曾用假牙进行死者身份的辨识。据说在1194年，一个类似的壮举曾在印度发生过，当时一具在战斗中身亡的王侯遗体“通过他的假牙确定了他的身份”。

1926 年在维也纳，索罗普将牙印检查引入法医牙科，从此牙齿作为鉴定方法成为一种标准。他的方法是将牙齿直接印在纸上，用来识别受害者的身份。

石膏牙模在历史上至少使用过一次，不是为了证明某人的身份，而是为了反驳一个人的身份——一个自称阿纳斯塔西娅的人，声称自己是俄国沙皇尼古拉斯的女儿。尼古拉斯家族曾在叶卡捷琳堡被执行死刑。故事流传，他的四个女儿中有个叫阿纳斯塔西娅的逃过了屠杀。这个自称为阿纳斯塔西娅的女人，一直在欧洲和纽约扮演着俄国沙皇尼古位斯的女儿这个角色。然而，罗曼诺夫家族的俄罗斯牙医克斯特利茨基保存了尼古拉斯家中每个孩子的牙颌石膏模型，并证明了真正的阿纳斯塔西娅的下颚和她的冒名顶替者有着完全不同的牙列。

第八章　X射线的殉道者

——牙齿上那些有毒且致命的恶心物质

我们已了解到口腔学由于一系列无能的操作以及工艺上的缺陷所受到的侮辱。我们也观察到，古人滥用腐蚀性材料会加速牙齿的龋烂。值得庆幸的是，砷和强酸等类似的材料没有再出现在牙医的处方中。但是进步也有可能带来痛苦甚至是致命的后果，近代牙科历史上出现的灾难即使是无牙的人都无法想象。有时，牙医他们自己甚至成了这些物质的受害者，当然大多数情形之下都是一些无辜的牙科病人掉进了陷阱里。

一个关注青少年的职业

1790 年，美国著名牙医家族成员约翰·格林伍德，在《纽约日报》中发布了一个针对“父母和监护人”的广告。广告上说格林伍德可以通过收年费的方式来不间断地照顾儿童的牙齿，他将“给每个人一个受益的机会。四个或四个以上孩子的家庭，每年只要一个几尼。从第一次治疗开始，一个孩子每年要先付十先令”。

这是儿童牙医学的一个决定性时刻，牙医们越来越意识到青少年患者的特殊需求及其潜在的收益。19 世纪中叶，青少年的口腔健康问题导致了不健全的口腔制度的产生，到了 19 世纪末，人们已经对药物上瘾并且需要大剂量用药才能缓解牙痛。人们普遍认为这些极端的措施以及过量的药物可以缓解医疗紧要关头的危险期，即出牙期。

今天对于家长和孩子来说，不舒服的出牙期是成长过程中的必经之路。但在 19 世纪中叶，出牙却被视为一种必须医治的疾病。人们觉得长牙是一个危险的过程，如果不治疗，会引发一系列的健康问题。

牙医塞缪尔·雷德比尔严肃地说道：“等到孩子安全度过出牙期后，父母才会笑逐颜开。”一位英国专家警告群众“出牙期对于孩子成长来说是极其危险的一个时期”。另一些人则说道：“当儿童掉牙时，会有令人苦恼的症状，比如发热、抽搐、肠胃不适或牙龈发炎。”

首选的治疗器械是柳叶刀，牙医们（和内科医师们）用这种工具治疗儿童的牙齿问题游刃有余。

在 1853 年的《美国牙科学杂志》的某一期刊物上，一位牙医报告说：一个 9～10 个月大的婴儿患者出现斜视（交叉眼）。他想刺破牙龈以缓解其症状，但孩子母亲拒绝。可惜啊！孩子在一周之内死亡了。

尽管青少年咆哮抗议，但医生们仍以他们深信的理论知识为病人治疗。1870 年，在《牙科天地》中有一封关于“在出牙期刺破牙龈”的信，这似乎是自我欺骗和残忍的研究：

有三个反对划伤牙龈的理由：首先，孩子会痛苦地挣扎；其次，产生的瘢痕会增加出牙的难度；第三，有出血的危险。

至于疼痛，这是不值一提的。随之而来的治疗足以治愈疼痛。牙龈经常发痒令人难以忍受，以至于人们普遍接受柳叶刀。我看过一个孩子将钳子直接插入牙龈，继而露出满意的笑容。

更重要的是，通常情况下，孩子的挣扎和恐惧，尤其容易贻误操作，所以要采取正确的方式。要在适当的光线下，让孩子坐在护士的大腿上，你在牙医身后用膝盖抵着他的背部，把孩子的头放在你的膝盖上。让护士抓住婴儿的手。用你的膝盖和双手控制孩子的头部。当婴儿张开嘴巴哭的时候，你的双手用力抓住时机，把左手的两个指头伸入他的口中保持上下颌分开，用另一只手持柳叶刀。用这种方法，可以保证在其口腔内进行完美的操作，并且可以准确地切入患病部位。我之所以描述得这么精细，是因为我经常看到一些医生那笨拙的操作手法，其结果往往导致孩子的嘴严重受伤。

有一个更简单的方法用来制止幼儿在出牙期时的哭泣和哀号。各种各样的补品和糖浆可以令其马上安静下来。它们最初出现在 18 世纪末的英国。其中只有一些复方药物拥有专利，其余的只是冒充专利药品。很快，所有的包装药剂都成了专利药品。由于含有有害的或令人上瘾的成分，所有的药品都隐藏着危险。

根据当时的记载，戈弗雷博士的常规补品和达尔比的祛风剂广泛应用于治疗儿童出牙期出现的症状，但结果经常是致命的。1776 年，一位英国观察员写道：

每年给成千上万的婴儿带来的那些惊厥，主要是因为护士们的野蛮和懒惰，她们只管将戈弗雷的含强鸦片类药物的补品注入婴儿的小喉咙里。然而，这些鸦片剂就像砷剂一样致命。

由于他们的习惯，即使是已具有耐药性的婴儿，也会有生命危险。经过各种样本的调查，发现戈弗雷博士的常规补品中含有“危险的鸦片类成分”。

除了鸦片以外，吗啡和高浓度酒精也是经常使用的药品成分。在皮下注射鸦片生物碱的可溶性盐，最早于 1855 年在英国出现，从此掀起了毒瘾之风。19 世纪60年代，美国社会开始意识到了鸦片的危害。到了19世纪70年代，鸦片成瘾已成为大家公认的问题。未经加工的鸦片的进口额稳步增长，1896年鸦片在美国作为专利药品的数量激增，达到了历史最高值。德雷克博士使用的万能药剂据说“可治愈一切疾病”，并承诺治愈牙痛只需三分钟。竞争对手很快就放话说治愈牙痛只需一分钟。1898年海洛因被引进用作止咳剂。

这是一个滥用药物的黄金时代。温斯洛夫人牌舒缓糖浆在那期间也取得了巨大成功。所谓的糖浆只是混有吗啡和酒精的鸡尾酒，它吹嘘能使“出牙期烦躁的孩子安静下来”。海洛因是拜耳咳嗽药的活性成分。可口可乐名字源于苏打汽水中的可卡因。但随着新世纪的来临，吸毒人数增长。一位年代纪编者曾记录说这是一个“背叛道德的时代”。

美国南北战争之后开始出现“伟大的专利药时代”，这个时代于1907年1月结束，因为当时美国通过了纯食品和药品法案，禁止在美国制造或者运输冒牌或掺假的食品和药品。这也有助于消除其他危险的牙科产品，如电动牙刷，据说由于“电力发展水平低，可能会造成致命的休克”。但是这些法令对于这些已经成瘾的出牙期药物来说毫无作用。毒品仍然是那时主要的非处方药。

20世纪20年代，一场讨伐“婴儿死亡药物”的改革运动开始了，评论家称之为鸦片禁令。然而，一个专利药的倡导者指出，“药品就像一个全副武装的人”，即使它不具有强大的功效，也会有使人上瘾的活性成分。

厂家开始主动降低吗啡、鸦片的含量。1908年每盎司温斯洛夫人牌舒缓糖浆中含有0.4格令①的吗啡，到了1911年每盎司糖浆中含有0.16格令的吗啡。1914年哈里森法案出台，完全禁止毒品，至此鸦片的历史结束了。

温斯洛夫人牌糖浆删掉了原来名称中的“舒缓”并去除了吗啡成分，但包装仍然相同。这样做完全是考虑到了它的过去，公司在1921年曾起诉了一名电影制片人，他在无声电影的一段字幕使其产品遭到了“公众的轻蔑和嘲笑”。这部电影讲述了一场爆炸事件导致几个人失去了意识。字幕写道，“作为一个昏迷状态的制片人，查理的香气弥漫着温斯洛夫人牌舒缓糖浆的味道”。

骚乱不断和痛觉丧失

19世纪后期，当早前的瘾君子们仍沉迷于鸦片类药物时，一种来自南美洲灌木丛的新麻醉品正席卷医学界。1860年，一个年轻的德国化学家艾伯特·尼曼从南美洲古柯叶中成功地分离出了生物碱。他建议把这种生物碱叫作“可卡因”。

1864年，冯·斯切洛夫观察到可卡因在舌头上的麻醉效果。四年后，秘鲁普通外科医生托马斯·莫瑞诺伊·梅兹揭示了其麻醉性能。应用可卡因药物的早

---

①格令：历史上使用过的一种重量单位，最初在英格兰定义一颗大麦粒的重量为1格令。

期支持者之一是西格蒙德·弗洛伊德，他认为这是解决一系列行为问题和医疗问题的良药。弗洛伊德鼓励维也纳的医生卡尔·科勒博士试验其镇痛性质。

1884 年，在海德堡眼科大会上，科勒做了一场历史性的演说，在那里他向大家展示了可卡因的作用。他向受试者的眼睛滴入 2% 的可卡因溶液，以显示可卡因的局部麻醉作用。继科勒的试验后，可卡因的使用进展迅速。局部的麻醉效应是其主要作用。由于皮下注射的是提纯物质，其效果还是很明显的。命运弄人，首次验证可卡因作用的实验对象竟然是一名牙医。

1884 年，在科勒示范几周后，纽约医学博士威廉斯·图尔特·霍尔斯特德将莱恩与芬克有限公司提供的可卡因注射到一位牙医的下颌部位，无痛地拔除了一颗牙齿。这位牙医在写给《牙科天地》的一封信里报道了这一事件：

今天晚上，霍尔斯特德博士给我注射了 17 滴……三分钟就有皮肤麻木和刺痛的感觉……六分钟后，下唇的左半部分完全麻醉……针头通过唇部刺入，没有任何感觉……刀背敲打牙齿也没有感觉……

这是第一次在牙科治疗中使用局部麻醉剂。它似乎优于笑气那不精确的效果。不久，可卡因就被牙医和内科医师用作一种麻醉剂而广泛使用。可卡因牙痛药水及其他以可卡因为基础的治疗方法也变得流行起来。还有一个额外的好处就是这种药物具有使人兴奋的副作用。

然而，医学界发现的远不止可卡因的麻醉效果。当可卡因的试验次数增加时，其阴暗面便暴露了出来。它的化学性质很不稳定，有毒，价格昂贵，并能造成“肉体腐烂”或组织坏死。除了它可能对患者造成危险，许多牙医和内科医师也开始吸食这种毒品。霍尔斯特德的职员，甚至霍尔斯特德本人，也是其受害者之一。1919 年在写给著名的内科医师威廉·奥西尔的一封信中，霍尔斯特德说他的三位助手“在自己的实验课程中染上了可卡因毒瘾”。最终，“他们直到死也没有从毒瘾中恢复过来”。

根据《美国牙科协会杂志》的记载，“霍尔斯特德也有毒瘾，而且，据说他于 1922 年死前才戒了毒瘾”。当时他被任命为约翰·霍普金斯大学医院的外科主管。在他生命的最后一年，在由马里兰牙科协会举办的宴会上，美国牙科协会为霍尔斯特德博士颁发了一枚徽章，以表彰他独创的研究和发现。

尽管危险，但由于缺乏合适的替代品，直到 20 世纪初，可卡因仍然被广泛应用于牙科界。1905 年，它的替代品出现了，这就是普鲁卡因。普鲁卡因具有可卡因的止痛功效，却没有成瘾性或毒副作用。

没有一项麻醉是完美的——患者直至今天仍然在使用着普鲁卡因，它是首个不致瘾的麻醉药，不会让人产生依赖性，无痛牙科终于实现了。其他麻醉药品还有托派可卡因、优卡因 A 及优卡因 B、布他卡因、阿里品、斯妥伐因、阿普西辛和莫诺卡因等。若可卡因没有经历无数次的试验，谁又能开发出这些用于注射的局部麻醉剂呢？

虽然最后可卡因退出了麻醉界，但是与其使用相关的口腔问题却一直存在，如来自20世纪80年代的两位波士顿牙医的报告上就有相关记载：

最近，我们治疗了几个患者，他们的上下颌前牙周围黏膜组织突然急性疼痛。临床检查表明，这些牙齿周围的牙龈组织严重发炎，牙龈大量出血，并且在几个区域内的上皮大量脱落。症状令人困惑，酷似一些口腔黏膜的急性疾病，如坏死性牙龈炎（文森氏病）和糜烂性扁平苔藓的疱疹性牙龈炎。然而，仔细询问后发现所有这些患者都是可卡因的滥用者，他们有对牙龈擦可卡因粉的习惯。显然，“用鼻子吸”可卡因的传统方式造成了不愉快的副作用（鼻出血、鼻中隔穿孔），所以他们将治疗转移至口腔。

当新兴的可卡因正失去临床魅力的时候，医疗界中毒性最强的药物之一——水银，仍在牙医学中占据着突出的位置。

水银兴起

在公元前4500年的中国，可以看到人们广泛使用水银并相信其具有特殊力量，那里的炼金术士葛洪声称如果他的手中握有水银，“邪恶的灵魂就会离开”。历史记载，葛洪死于严重的慢性汞中毒。

汞通常是在温度计上见到的银白色液态的物质，在温度低至10华氏度时就会蒸发。其蒸汽无色无味，很容易被血液吸收并散布到脑、肾、心、肺和肝中。它喜欢集中在中枢神经系统中，难以排除。

希腊、罗马和阿拉伯医生都使用汞。它是药膏的主要成分，用于治疗寄生虫病、皮肤病和生殖器睾丸的疾病。汞的硫化物形式（朱砂）可用于文身。为了美容，埃及女王纳芙蒂蒂常将它带在身边使用。

毫无疑问，其副作用被一些有类似经历的人记录了下来，他们可能经常接触水银。印刷品里第一次出现对职业性汞中毒的描述，是在一本1473年的关于金匠行业的书中，书中提到汞用于从其他矿物中提取黄金。但健康问题受到了诅咒，大约半个世纪后，在1530年，汞的另一个医疗用途被发现：治疗梅毒。到了17世纪，一些人开始意识到用汞治疗后疾病反而加重。尽管汞在许多地方是流行的治疗方法，但直至1910年，砷化物（也有毒）才证明了其疗效。汞或氯化亚汞，也是甘汞的活性成分，用于皮肤病的局部治疗。小剂量的甘汞粉末就可治愈溃疡和皮疹。

直到1941年，汞才被禁止用于生产。毛皮和毛毡工业是职业性汞中毒的主要来源，也是“帽商疯了”这句话的来源。

自 19 世纪 30 年代引进了以汞为主要成分的汞合金以来，牙医和患者的健康危害就成为备受关注的话题。不久，文献记录了“汞合金相关疾病”的疑似病例，这些病例无疑是引发美国水银战争的重要原因之一。这些问题随着更好的汞合金的引进而平息了下来。近年来，出现了新的担忧，有报道称汞合金填充物和神经疾病与多发性硬化症有关联。

汞毒害或汞中毒是由汞的累积暴露引起的。最初的迹象是肌肉震颤，也许最开始是从使用汞合金的人们的笔迹中看出端倪的。它可能发展成一个多症状疾病，其特点是使人疲劳、失眠、抑郁、头痛、言语不清以及产生一系列特有的精神障碍，并引发“心理障碍”，包括沉迷于自我、胆怯、毫无理由地感到窘迫、愤愤不平、焦虑、愤怒或兴奋等。在晚期的病例中，患者可能会出现幻觉和记忆丧失。中毒可能会导致一部分人人格分裂。还有一些并发症状，如食欲不振及恶心、注意力不集中、脸部和腿部水肿（肿胀）、过度流涎、出现金属味觉和口臭等。牙龈炎、牙龈萎缩和牙齿移位也很常见。由于汞在体内组织中的持久性，一旦中毒，症状可能持续数年。

目前，在美国每年用掉超过 400 万磅的汞，其中超过 21 万磅是被牙医用掉的，平均每个牙医用量约两磅半。那么牙医自己是否会汞中毒呢？最近的调查发现，在美国至少有十分之一的牙科诊所的汞含量超过了国家职业安全与健康研究所的规定。从参加专业会议的牙医们的血液和尿液中，发现 50% ~70% 的测试者体内汞含量高于正常水平。吸入汞蒸气是牙医汞中毒的主要原因，其次是触摸汞污染的化合物。

《美国牙科协会杂志》于 1976 年曾发布“牙科行业不可忽视的是牙科诊所中的汞污染问题”。幸运的是，今天的设备如汞蒸汽嗅探器、水银计、汞监测仪、汞分析仪和汞蒸汽探测器都可以帮助探测汞污染的问题。

X 射线的发现

1895 年，德国人威廉 · 康拉德 · 伦琴在维尔茨堡发现了 X 射线，这是现代科学的一个里程碑事件。他发现这些看不见的光束可以穿透固体物质。这个发现给那个时代的人们带去了新的挑战，至此掀起了一股研究的热潮。发现 X 射线后的两个星期内，这些强大的射线瞄准了口腔，开始被滥用在牙科研究中。1896 年，法兰克福的物理学家沃勒 · 柯尼拍出了第一张牙齿的 X 射线照片。几天之后，据说布伦瑞克牙医奥托 · 沃克霍夫，在当地物理学家弗里德里希 · 吉塞尔的帮助下，又拍出了一张 X 射线照片。

人们进行这些实验时没有意识到辐射的害处。人们轻率的行为导致出现了一大批被称为“X 射线殉道者”的 X 射线受害者，另外受到 X 射线强辐射的患者更是不计其数。但在当时，令人振奋的发现蒙蔽了人们的双眼，人们完全无视它可能带来的伤害。几乎每一个实验室都配备了一台 X 射线设备（由一个鲁姆科夫线圈和克鲁克斯管组成)。教授们开始向学生展示神奇射线的魅力，并拍摄出了许多惊人的照片。

到了1896年的春天，X射线机被广泛应用于临床实验研究。这些机器很简陋，手动调节的可变电阻器可调整X射线的排放特性和功率的变化。公认的方法是将“调整管”置于其他管道上面，以全面控制荧光检查器。变阻器控制辐射量是根据出现在屏幕上的手骨状态进行调整的，它必须满足X射线穿透的最小量。虽然手只暴露了几秒钟，但累积的影响最终会使这些牙医和医师们出现痛苦和恶性的病变。

X射线殉道者

1896年在美国出现了第一本关于X射线的书，由威廉·詹姆斯·莫尔顿所著，他是先驱麻醉师和臭名昭著的牙医威廉·莫尔顿的儿子。当年四月，在一个牙科会议上他说“X射线胜过竞争对手的探索镜、探测仪，有着最微妙的触感和假设诊断的最大能力”。

在他拿来的照片上，可以看到他与一位工程师正准备用X射线穿透自己的双手，但他们没有意识到这个致命的实验会影响到很多的开拓者。

7月，威廉·罗林斯发明了口内放射线透视。

同月，小查尔斯·埃德蒙·科尔斯博士（1856—1928）首次在美国的诊所使用牙科X射线。在那年的春天，科尔斯在美国拍了第一幅关于牙齿的X射线照片。作为那个时代一位知名的牙科先驱，科尔斯成为最著名的X射线殉道者。

他出生在新奥尔良，作为一个成功牙医的儿子，他从小就目睹了牙医学的危险，在年轻的时候他观察了一例拔牙手术，并做了记录。

病人坐在椅子上，在房间的一侧设有常规的瓦斯喷嘴，另一侧有人手持蜡烛，为的是照亮口腔。牙医要做的第一件事就是喷射乙醚（麻醉），他看到了一切都笼罩在火焰中。正如俗话所说，他也“害怕死亡”，而那个秉烛者“快要被吓死了”，他立即把蜡烛拿远了些。

当蜡烛离开了一些距离后，火焰（乙醚蒸汽可以加大火势）熄灭了。

随后牙医继续沉着地进行手术，最终手术令人满意地结束了（小心，要远离蜡烛)。

与此同时，病人一直都没有“睁眼”。当一切都结束后，牙医开始称赞病人没有被火焰吓着。“火？什么火?”“哎呀，当时火舌向上喷出。”“哦，我以为这是过程的一部分。”

科尔斯熟悉平淡无奇却令人毛骨悚然的牙科诊所，正如那些加利福尼亚牙医采用的让患者特别痛苦的清洁腐烂根管的方法。“他去除一颗单根牙牙髓的方法是用一根橙木棒和苯酚将它‘敲出来’。这听起来很残酷，但是事实上并非总是如此。然而，我认为只有我们这些做得成功的人士才会相信这句话。请记住，在那些日子里，是没有‘局部麻醉’这样的事情的。”

科尔斯自己的某些做法是残忍的，但并非用在牙科部门。他是一个坚定的种族主义者，或一个“守旧的南方人”，正如他在自传《一辈子》中写道，他十七岁时加入了臭名昭著的白人联盟党，多年后他还在为自己那天的缺席而懊悔。他说他的同伙曾血腥地屠杀了那些要“消灭投机取巧独裁者”的重建官员。虽然他很乐意看到这样的结果——“白人恢复政权”，但他的缺席仍然是他一生的遗憾——“然而塞翁失马焉知非福”？

电气化的发展

科尔斯于 1876 年抵达纽约牙科学院，与托马斯·爱迪生门罗公园实验室的技术人员建立了友好关系。他经常待在实验室里进行各种实验。当他看到了第一盏白炽灯时，他对电的兴趣被激发了，他力争将电引入牙科领域。当时这个领域的发展前景很宽阔，的确电有能力改变当时的牙科状况。当爱迪生电力公司开始在新奥尔良为重要用户供电时，科尔斯也签了用电合同。他将自己的诊所连接到室外的电网，成为全市第一个使用市电①驱动牙科设备的牙医。

这位医生创造性地发挥了电力的能量。在他的发明中有一个排出唾液的电动吸唾泵，它可以使口腔在牙科手术过程中保持干燥。它深受牙医们的欢迎，并很快进入了外科手术室，用以替代清除体液的手术海绵。最终，科尔斯获得了三十项专利，包括电动调温装置、灭火器和报警器、汽车起动器、饮水机和一种电磁钟。

虽然科尔斯急速地进入了电力的华丽新世界，但其他人开始质疑电动牙医学的安全性。这位医生意识到这些担忧，显然对自己也抱有怀疑。“椅子”已经为许多患者所恐惧。若是将椅子变成电椅，那必定会增加人们的恐惧，即便电椅在那时还没有发展成为一种处刑工具。在科尔斯给格里尔的一封信里可以体会到他本人的担忧，格里尔是著名的内科医师以及《牙科天地》的编辑。这封信与科尔斯对怀特牙科制造公司的质询（咨询他们关于制造电力牙科设备的情况）同时寄出。

“亲爱的博士，”科尔斯写道，“深知您对于医学和艺术领域的电力使用经验丰富，在此，冒昧地问您一个问题，在电弧的应用方面以及给牙医使用的各种电机的白炽灯电流，以及诸如此类其他用途的牙科和医疗机构所需要的电流使用中您觉得会有什么危险？”

格里尔博士谨慎地回复道：

---

①市电，即我们所说的工频交流电（AC）。

目前商业照明电流的使用情况，就像你所用的机器一样，在牙科诊所内使用电动机以照明、发热，这无疑打开了一个新的应用领域……不幸的是，这些电流，尤其是光弧，带有的电动势和能量远远超出了患者的需要，在这方面要考虑到它们带来的风险……设备上的电流可能会转移到操作者或患者身上……即使是使用最好的调节系统也可能会发生事故，所以需要在诊所里采取一切必要的预防措施，以尽可能地确保安全。有许多细心且有技巧的人也难以控制这些外部因素，如龙卷风、冬季风暴可能会破坏电线绝缘层，高电位连接大地后也可能直接把电流带进诊室，这些多见于雷雨天；火灾、高温和墙壁倒塌以及其他一些原因都可能会导致类似的后果，但是关于引进和使用由电力公司提供的电动机电流，可能会出现的危险已经说得够多了。

你忠实的，
格里尔医学博士

科尔斯注意到了牙科从业者所面临的另一个威胁，即出现了越来越多的从事牙科的人，他们的存在极大地危及了可怜的“家庭牙医”。“牙医的灵魂”科尔斯说，“变得暗淡了”。很多业务落在了唯利是图的从业者手上。“你以前的家庭牙医，”他问道，“他在哪里呢?”科尔斯在下面一首关于这个主题的挽歌暨诗词中给出了答案：

拔除牙齿吗？找拔牙专家。
矫正牙齿吗？找正牙医生。
牙槽脓漏吗？找牙周病学家。
牙齿需要清洗吗？找牙科保健员。
要做根管填充吗？找病理学牙医。
宝宝的牙齿很痛吗？找儿童牙科医生。
要制作托板吗？找镶牙专家。
没有问题了吗？不可能！还有牙科放射学家。
牙齿要充填吗？
哦，真痛苦！终于可以回家了！

X 射线留下的污点

尽管对专家和电有所疑虑，但科尔斯似乎忘记了现实中电带来的危险，最终因为电失去了生命。

1896 年，科尔斯在杜兰大学进行了 X 射线演示。一只手被 X 射线装置拍到，并持续曝光了 20 分钟。结果令科尔斯感到惊讶。看过之后，科尔斯教问了机器的情况，并表示希望能用 X 射线拍出“牙齿的照片”。1896 年 4 月或 5 月，他有了自己的牙科 X 射线装置。

七月，南部牙科协会聚集在北卡罗来纳州的阿什维尔，科尔斯向众人演示了伦琴射线现象。他开启设备，并让参与者到台上观察射线的穿透效果。这个展演引起了巨大的轰动。

“那天晚上在那个地方还有一个慈善舞会，宾客们舍弃舞厅走近机器想要证明我所说的到底是不是真的，他们挤在机器前旋转身体，查看自己的手骨、钱包内的物品等，”他回忆道，“而我们自己协会的成员不得不排队等候着。”

“在此之前，没有人去拍与生活相关的任何 X 射线照片。”他说道。然而，人太多了，根本没有机会拍出牙齿的 X 射线照片。

科尔斯开始将 X 射线纳入他的牙科业务。若要完全曝光一只手需要 20 分钟，但使用了改进后的射线管后，完全曝光一颗磨牙周围的区域只需 15 分钟。1903 年，科尔斯在新奥尔良建立了 X 射线实验室，和他的诊室在同一栋大楼。实验室开放的公告上面有一些 X 射线照片插图，比如在生物的头部里的子弹，脚里扎着的一根针，髋关节骨和下颌牙里清晰可见的诊断线。他说：“毫无疑问，我曾经发表过关于这类图片的说明。”

其他从事牙科 X 射线实验的先驱从业人员包括 1901 年的普莱斯、1905 年的辛克莱·图西和 1911 年的雷恩。

1913 年科尔斯安装了第一台商业 X 射线装置，主要用于牙科。但由于数年暴露在射线下，科尔斯的左手长了恶性肿瘤。这是多年痛苦的开始。后来他注意到了辐射的危害，没有哪一个谨慎的操作者会手持病人口中的胶片或以任何方式直接把自己的手暴露在射线下。罗林斯曾指出，他在早期的实验中灼伤了手部皮肤，并在 1901 年建议道：有可能的话，在使用设备时，操作者应该戴上“射线无法穿透的材料”，患者也应戴上防辐射材料。

早期的 X 射线机器因为辐射量大所以很危险。格里尔博士曾在《牙科天地》回复科尔斯说，利用电力驱动这些装置可能带来危险。这些设备中裸露的高压电线已经造成了严重事故并导致了几个牙医死亡。有一次，在诊室窗户外，一匹脱缰的骏马引起了一位准备照 X 射线照片的女士的注意。她兴奋地指着失控的骏马，当时牙医正在用电。他不由自主地看了看她所指的方向，碰着了裸露的电线，此时他摁下了按钮。强大的电流使他撞到了房间的墙壁上，造成了头骨骨折。直到 1923 年第一台“安全”的 X 射线机出现后，这些裸露的电线才被淘汰。

科尔斯受到了设备滥用的影响。在随后的几年里，他的手部做过十到十二次手术（他说他已记不清确切的数字了）。他描述道，虽然所有的手术都很小，但每一次手术都失去了部分手指。他推荐用水蛭治疗伤口难愈的受感染的顽固牙齿，然而毫无效果。显然暴露于另一种毒物放射性元素镭之下是治疗的一部分。

当更多的癌性溃疡出现在手指上时，科尔斯开始对曾经的治疗方法感到绝望。他听说了一种紫外线治疗方法。在这位提倡者的敦促下，科尔斯接受了紫外线治疗，将他患病的手暴露于强剂量的紫外线辐射下——更多的 X 射线——每周三次。很快，溃疡恶化。他接受了一系列的手术，然而每一次手术后手的受伤程度更严重了，然后危及了手臂。由于痛苦不堪，科尔斯最后用枪结束了自己的生命。他的创新和发明给牙科专业留下了丰富的遗产，他还留下了一个警告：

朋友，我恳求你，提防紫外线对身体的伤害。

局灶性感染癔症①

尽管 X 射线的先驱者受到了惩罚，但它仍是一个强大的牙科工具，能透视口腔以前从未见到过的景象。牙齿与颌骨的解剖结构和病理状况可以毫无保留地展现出来。自 X 射线投入使用以来，在牙龈下经常可发现受感染的肿块。

这些感染的区域很快就被称为“病灶感染”，这些局部的感染是导致各种疾病（除牙齿疾病之外，还有其他疾病）的“犯罪嫌疑人”。病灶感染危及了各个器官和四肢，而 X 射线是发现这些感染的主要工具。“局灶性感染癔症”席卷了整个美国，然而一旦 X 射线的使用越多，其导致的后果将会越严重。

癔症的根源至少可以追溯到 19 世纪初。1801 年，《独立宣言》的签署者之一、美国医生领袖本杰明·拉什，发表了关于病灶感染与身心健康关系的临床报告。他发现若是去除龋齿及清洁感染部位，身体其他部位的原发性疾病就会自愈。这不算是新的发现（例如，福查德曾记载过有的女子在拔除龋齿后，头痛就好了），但拉什的声望有助于让众人信服这个理论。

对于他的贡献，拉什后来写道：“我只是在别的外科医生研究的基础上，指出了拔除龋齿和治愈疾病的关系，但发现这种关系令我感到十分快乐。”

19 世纪后期，修复技术的发展增加了这些疾病的感染率。所用的材料和工具都有所改进，如可塑的牙科黏固粉（1869 年引进）和牙科脚踏电动“钻机”（这是墨里森于 1871 年推出的带动牙钻的发动机），这些技术都能够做出牙冠以修复龋齿。然而，这项工作虽然令人印象深刻，但是那个时代用于根管治疗的手工器械却几乎无法做到。通常这些龋齿不需要拔掉，但很少可以清洗干净以及得到完全的填充。布雷默在《牙医学的故事》中解释了这一结果：

通常，搭建牙桥的牙齿会出现脓肿并可能恶化为脓瘘，对于这类疾病有些牙医束手无策。当病人告诉医生牙齿根部出现疼痛，或牙龈里流出一些渗出物时，

①癔症，一种常见的心理疾病。

医生常告诉他们不要担心。事实上，牙齿与血液和神经系统有密切联系，然而，对于这些，牙医甚至是内科医师好像都一无所知。

美国牙医在牙医学界出尽了风头，1911年，英国人对此现象进行了抨击。内科医师威廉·亨特公开指责美国牙医损害了民众健康。他举了几个由于病因不明卧床不起的病人的例子，一些病人口腔内有很多义齿，这些都是美国牙医的“功劳”。这些不幸的人，在牙医的建议下，不情愿地拆除了桥牙，拔除了牙根。可结果呢？只有少数人的状况得到了改善。这些显而易见吗？牙齿根部的感染和因此而引起的疾病是相同的。亨特还声称桥牙就好比是“黄金坟墓中窝藏着的大量的脓毒症”。

很快，来自各个领域的医疗从业者们开始考虑牙齿——特别是受感染的牙周袋①——对健康的影响。过去牙医们忽视了牙根对健康的影响，现在又过犹不及。任何不能确定原因的疾病如今都被视为是由这些部位的“病灶感染”所引起的。这种警告似乎已经引起了人们的恐慌。为整体健康着想，公认的治疗方法就是拔除受到影响的所有牙齿。

X射线能够显示出隐藏的威胁，在射线的帮助下可以看到牙龈下方潜伏的感染部位。然而，那个时代的X射线照片上的牙周袋容易误导人们。牙医们总是慎之又慎。到了20世纪20年代，“病灶性感染癔症”掀起了拔牙的热潮。不管是年轻人、老年人、健壮的或是虚弱的人，只要牙齿出现疾病迹象，他们都会一拔了之。因此这种癔症产生了一代无齿的成年人。不幸的是，大规模的拔牙并没有给病人带来多少宽慰。

牙刷带来的不幸

对于处在文明时代发展初期的公众来说，简陋的洁齿制品并不安全。那时出现的保持牙齿清洁的产品，大多含有刺激性化学物质以及极易冲刷或侵蚀牙齿珐琅质的磨料。

第一次出现的用于清洁牙齿的化合物不是像牙膏一样的东西，而是粉末，其效果非常好。它常由粉碎的珊瑚或浮石制成，粗磨粒可以冲刷牙齿上附着污秽的珐琅质。这还得源自英国牙医托马斯·伯德默的实验结果，那一天他调制了一种特别的混合物，并用它迅速地冲刷掉了牙齿的白色保护层。

据说可以用这种粉末预防龋齿、去除牙垢以及“碎屑”，甚至可以恢复牙龈健康。但是这种方法并未经证实被推广过。“索佐丹特”的一个广告宣称，“卫生间必需品之一索佐丹特的出现是历史上的一个奇迹，它超越了所有其他洁齿制品。这个著名的物品公认的优点之一是，一旦使用了之后就会停不下来，因此备

①牙周袋是病理性加深的龈沟，是牙周炎最重要的临床表现之一。

受人们欢迎。这种物质可以从化学家、调香师以及代理批发商处购买”。

其他同类的产品，被蔑称为“欺骗大众的产品”。1866年美国牙科协会在洁齿制品的会议中，宣称此类产品会“腐蚀牙齿”，并说它们就像硫酸一样。

半个世纪后，情况并没有好转。20世纪初，白速得①宣传其产品中含有酸蛋白酶，它可有效清除牙垢，并可以帮助口腔保持良好的酸性环境以及预防牙齿龋坏和脓漏。一位仔细分析了这款牙膏的哥伦比亚大学化学教授威廉·吉尔斯说并非如此，他发现其中一种磨料“坚硬而锋利，足以磨蚀玻璃”，随后给出的结论是“白速得忽视了牙科相关的知识以及相应的生化原则，投放于市场无非是用花言巧语的广告来欺骗公众，给公众造成了误导”。

1909年，吉尔斯开始研究牙粉、牙膏和漱口水的构成成分，并对他发现的“冠冕堂皇的诈骗产品”进行了严厉的谴责。20世纪20年代，他将怒火转向美国牙科协会，批判该组织对于人们的愚昧和危险做法漠不关心。美国牙科协会不予理会，在市场上仍然可以见到这些危险的洁齿制品。20世纪30年代中期，一种叫“牙垢净”的增白剂含1.2%的盐酸，据说若是单独敷用会破坏3%的牙釉质。

窒息

一些钻牙设备给病人带来了巨大的经济损失。各种发出嘎嘎声的设备减少的是病人的钞票，而不是他们的痛苦。牙医界的这些劣质的小器具有各种不同的名称，比如改进的磁电机（约1862年）、普拉特电池、供氧机、勒克斯无线电、史葛博士电动牙刷（市场上发明电之前出现）、伯切尔止痛项链（1807年）、紫外线机和邦夏特针疗器等。

其他治疗方法虽然没有毒却令人作呕甚至有辱人格。民俗学家收集了许多以动物为基础的治疗牙痛的药物，其成分包括蚂蚁、甲虫、蟑螂、螃蟹、虾、蜗牛、青蛙、蟾蜍、蜥蜴、蝾螈、鱼、蛇、鸟、兔子、刺猬、老鼠、鼹鼠、鹿、驴以及肉食性动物等。有人甚至建议用人类粪便和其他垃圾产品来制作改良的润肤剂以及治疗牙痛的偏方。

如今的牙科诊室比起开始阶段少了很多潜在的危险，但仍然有着因疏忽带来的风险，这些风险往往来自那些最不引人注目的物品。比如在治疗过程中，橡皮章夹、牙冠、纱布垫、橡胶物体和膏药块，可能会遗留在患者的喉咙里。这种可能性可能很小，但仍需要认真对待，否则会导致病人窒息。

呼吸顺畅吗

同时，曾经的威胁又被意外地发现，例如一氧化二氮。由于对患者具有不可

①白速得是美国一款著名的牙膏。

预测性的影响，所以早期的一些从业者尽量避免使用一氧化二氮。虽然一氧化二氮曾用于娱乐，但如今牙医们自己却身处危险之中。

据有关专业人士的说法，许多牙医都知道“滥用一氧化二氮会导致双腿瘫痪”。的确，由于气体的量难以控制，该气体被称为“鸦片成瘾剂”，可是很多牙医都没有意识到这种依赖性所造成的影响。有一年（20 世纪 80 年代），有两名牙医和一名牙科学生死于吸入过量一氧化二氮。多数情况下是滥用者在气体作用下，在牙椅上睡着后致使气管堵塞而死亡。

不滥用笑气的牙医也可能有生命风险。我们对经常暴露于微量的麻醉气体中的影响知之甚少。估计有 35% 的牙医使用了吸入镇静技术。有研究表明，该人群表现出了较高的自然流产率，无论是怀孕的牙医还是间接接触牙医的人（其妻子）。

曾经的威胁仍然存在：庸医的医术。健康专家报告称，庸医的数量在最近几年一直呈现增加趋势。部分原因可能是牙科教育。牙科学校很少传授人们与牙齿相关的科学知识。受人尊敬的机构提供的继续教育，可能会因为提供伪科学的教材致使问题恶化。例如，在 20 世纪 80 年代中期，一所牙科学校提供了一个为期五天的课程，由于适用于颅外科领域，该校被称为“哲学思想、原理和整骨术实践的好去处”。

有些庸医画出牙齿/肌肉图表旨在展示个别牙齿和特定肌肉之间在整个身体中的关系。由牙科保健维护者发现庸医医术的另一个趋势是与下颌骨的关节相联系，他们经常会将颞下颌关节（TMJ）紊乱与整体的系统性疾病相联系。

美国牙科协会杂志 1987 年的一篇文章还报道称“专家还指出牙科领域自然而然地成了庸医医术的滋生地”。

约 10 名牙医中有 7 个在单独工作，独立开业有可能会导致一些从业人员萌生出各种治疗方法及给予病人关于药品疗效的错误指导。

第九章　恒牙与可支配的收益

——口腔护理的新时代

今天无论是去牙医诊所看牙还是瞥一眼药柜，都会发现口腔护理与我们生活之间密切的联系。在诊所里，时尚的现代主义盛行。在我们的浴室镜背后堆放着牙齿文明时代的产物，其中就有各种牙刷、牙线和家庭护理工具。人们开始格外关注龋洞的形成，不再担忧昔日危及生命的治疗方案。然而，当人们听到涡轮钻具发出的唧唧声音，或是看到波状外形的牙椅，又或是看到 X 射线幻灯片时，又有谁会静下心来思索呢？如果不熟悉驱使这些东西发展的进步力量，那么就很难对这些进步做出正确的评价。

冲洗污垢

它无处不在——土地上、空气中、牙膏里、你的脸上。这就是氟，因为它也存在于大多数美国人喝的水里，所以曾经的龋齿和蛀牙不再是人们的心头大患。但自氟化水开始供应以来，却持续遭到一些人的强烈反对。

氟是一种常见的性质极其活泼的元素，自然状态中无法单独存在。它常与其他元素结合形成氟化物或氟盐。这些化合物普遍存在于土壤、空气与海洋中。水流过含氟矿物吸收了氟盐，因此几乎所有的来自泥土中的水都含有氟化物。在一个给定的样本中氟化物的量取决于流过或通过地面的水量。

最初将氟化物与牙齿联系起来是件很难的事情，直到 1874 年，一个德国人在一篇名为“理性的医生”的文章中说，“时间一长，就像铁对血液，钙和磷对骨骼一样，氟化物以其可溶性和易吸收的形式成功地进入了牙齿的牙釉质中。氟增加了牙釉质的硬度和耐磨性，可以预防龋齿”。

据报道当时的英格兰还因此散发了氟丸。弗雷德里克·麦凯博士可能没有关注这种化合物，他 1901 年刚从牙科学校毕业就去了科罗拉多州斯普林斯。然而，很快他就发现了他的许多病人的牙齿上出现了一种奇特的“微小白色斑点，或黄色或褐色斑点，它们不规则地分布于牙齿表面，有些病人的牙齿内表层呈现出瓷碟一样的白色”。

麦凯后来搬到了圣路易斯，1908 年回到科罗拉多后，他又继续研究斑釉牙之谜。1916 年，麦凯力邀尊敬的牙医布莱克一起研究这个问题，这在牙科文献中从未报道过。类似事件的报道来自其他西部城镇。

麦凯最终确定斑块的变化是受到了饮用水的影响，虽然具体原因不明。这种牙病在爱达荷州的奥克利社区和亚利桑那州的铝土矿区尤其严重。麦凯建议改变社区的供水以改善情况。在1925年和1928年，两镇分别把他的建议付诸实践，之后果真没有出现新的斑点病例。

专家提出了水导致牙病的理论。水中的锰、过量的酸性和碱性给我们提供了答案。没有人能证明水就是罪魁祸首。多伦多安大略过滤设备厂的一位化学家弗兰克・汉南提出了另一个假说。

目前已知的水和珐琅是公认的含有矿物质的，主要含钙、磷和氟。就磷的摄入量而言，我们在水中发现它占很小比例，同样，钙的含量也很少，因此在饮食中发现缺乏这些元素是很寻常的。但当我们转过身来看氟的时候，在目前看来一切都是未知的。氟的检测很烦琐，大大超出了普通水工程化学家的能力范围，他们在一年内已经处理了成千上万份样品。如果经证明，下渗水与无氟水完全相似，那么水中若缺少氟元素，水质就会变硬。

麦凯仔细揣度并作出了回应："汉南先生所提到的元素似乎都不可能导致脱钙的情况。"

后来，汉南指出了另一个致病因素，他误以为疾病是因缺乏氟引起的，实际上是氟摄入过度的结果。同时，亚利桑那州铝土矿区的区长急于开脱铝的责任。铝土矿是铝的原材料，铝土矿区作为铝材主要产地，是由美国铝业公司为其矿工建立的。如果致病因素是铝的话，那么这个公司将会面临巨大的灾难，毕竟所有的锅碗瓢盆都是由铝金属制作而成的。当时已经有人谴责用铝制作炊具，声称其会引起中毒。

在公司的匹兹堡实验室，化学家丘吉尔博士开始着手揭开这个秘密。他的实验发现了高氟水平氟中毒和氟斑牙之间的联系。也有其他的实验证明了这二者之间的关系。

结果发现，氟中毒会造成牙釉质变弱。然而，这只发生在牙齿的钙化过程中，这一过程会持续到十二岁左右，对牙齿的损害却是永久的，但是受到影响的牙齿一般不会被虫蛀。事实上，一项研究发现，"地方性氟地区"出现蛀牙的概率极小，水中的氟含量可能是主要原因。

牙釉质97%的成分是氟和磷灰石。这两种物质，彼此有很大的亲和力，结合形成氟磷灰石，该物质比其单独存在状态下具有更强的耐腐蚀性。摄入适量的氟，会加强牙齿的硬度，不会出现牙斑，也不会削弱牙釉质。

从20世纪30年代末之后的十多年来，研究人员对成千上万的孩子进行了检查，并对水体供给进行了分析。结果在25个州的345个地区发现了氟中毒现象。来自南美洲、澳大利亚、欧洲、非洲和亚洲的报告显示氟中毒问题已达到了全球规模。到了1942年，一位美国牙医迪恩证明了饮用水中百万分之一的氟含量不仅减少了龋齿还不会产生氟斑牙。他建议进行谨慎而大胆的试验：将选定社区的公共供水氟化，然后对年轻人群的牙齿做定期检查。

1945 年 1 月 25 日，密歇根州大急流城被选为首个加氟计划的地区。同年伊利伊斯州的奥罗拉和密歇根州的马斯基根也加入了这个计划。随后的研究发现龋齿、填充牙和缺牙的数量均在逐渐减少。除了那些已经受到过影响的牙齿，健康的牙齿再没有出现其他的症状。到了 1950 年，五十多个城市都对日常用水进行了氟化处理。

然而，反对氟的呼声在逐渐增长（从一开始时，这种怀疑就存在）。个人和团体都曾抗议过氟所带来的危险，20 世纪 50 年代对氟的批判更是逐渐增多。首批抗议者是健康食品的支持者，他们声称氟会污染水。对于有组织的医疗模式而言，按摩师抗议人们的个人自由受到了侵犯，声称氟与脊椎推拿疗法的营养哲学相悖。基督教科学家则认为这一做法相当于强制用药。约翰·伯奇协会认为氟与共产主义的阴谋有联系，他们蓄意破坏水质。20 世纪 50 年代，由于众人对氟供水的谴责，其氟化系统的普及被阻止了。到了 20 世纪 60 年代，公众大量摄入精神性药品给这个十年烙上了印记，然而这场长期战斗只是一个幕后行动。因为到了 20 世纪 60 年代后期，已出现近 3 000 个氟化供水系统，其服务人数多达八千三百万人。

在 20 世纪末，约 1.55 亿的美国人中大约有 62% 的人口饮用的是含氟的自来水。当然，今天的牙膏和牙科治疗中还有氟的存在。然而，由于接受度还不够高，关于氟的战斗尚未结束。

在 21 世纪来临之际，英国只有约十分之一的县实现了氟化供水——服务于约五百五十万人。由于出现氟中毒①现象，政府停止了安装氟化供水系统。约克郡斯卡伯勒的一个社区的反对者发起了反氟倡议，并在一个海滩上画了一幅很大的讽刺沙画，上面有一只洋洋得意的氟怪物正在折磨“牙仙子②”。在一次议会中，一位反对者打着标语，声称氟是“世上已知的最毒的毒药之一”，“一小茶匙就会要了你的命”。

英国氟化协会也加入了这场激烈的争论，他们指出在那些真正需要氟的地方，反对声反而最大。

“社区管理中最缺乏的就是加氟自来水，”一位协会的发言人说，“他们不刷牙或者像我们其余的人一样不经常刷牙。”

即便没有氟，英国人的牙齿健康状况（如果不是自相矛盾的话）似乎也都改善了。20 世纪 80 年代初，英国牙科协会调查结果显示，足有 28% 的成年人牙

①氟中毒是一种慢性全身性疾病，早期表现为疲乏无力、食欲不振、头晕、头痛、记忆力减退等症状。过量的氟进入人体后，主要沉积在牙齿和骨骼上，形成氟斑牙和氟骨症。

②牙仙子（Tooth Fairy），又叫牙仙、牙齿仙女、牙仙女，美国文化中专管儿童牙务的仙女，反映了美国对于牙齿的重视和爱护。

齿都掉光了。十年后，这个数字下降到了 17%。

在英国，氟斗争仍在继续。曾有一个 11 岁男孩患有牙病，该男孩声称在定期使用高露洁棕榄公司的薄荷凝胶牙膏（含氟）后出现了牙斑，因而收到了该公司 1 600 美元的赔偿。后来发现，这个年轻人不仅用牙膏刷牙，还吃了多年的牙膏，尽管他的父母告诉他要吐出来，不能吞下去，但他并不听。

龋洞的真相

当美国持续供应加氟自来水时，牙医们也开始揭露加氟自来水可能带来的破坏性结果。

自埃及全盛时期以来，大部分人都经受了龋齿的折磨。虽然古人曾宣称恶魔、蠕虫和坏的体液是造成他们牙齿问题的主要凶手，但是，这种解释存在各种漏洞。造成龋齿的真正原因是什么直到 20 世纪仍是一个谜。许多研究蛀牙来源的专家甚至开始否认糖和龋齿之间的因果关系。

18 世纪和 19 世纪时，一些人认为，龋蚀开始于牙髓，并向外扩散。另外一些人却认为龋蚀开始于外表，通常在酸性食物的作用下向内侵蚀。1819 年，美国牙医帕姆利抛出了他的重要理论："龋蚀在化学力量的作用下开始于牙齿表面，那些滞留在牙齿之间的食物残渣，却是侵蚀内部牙齿结构的活性毒素。"

一些人说甜的黏性食物可能导致了龋齿，另一些人则认为豪华和舒适的生活带来了龋齿。坏血病和汞药物的应用也被认为是原因之一。一颗牙齿推挤另一颗牙齿的侧面压力，是另一个可疑原因。这个理论的支持者指出，若牙齿之间的缝隙大，产生龋齿的可能性就小，因为开阔的空间很难产生成堆的牙垢。

人们认为牙垢在一定程度上会影响口腔健康，比如，牙龈疾病、牙骨老化、牙齿松动和牙齿缺失等。《牙医学历史上的牙结石》① 这篇文章，最初在意大利发表，原来早在罗马时代就发现了牙石或牙垢与牙龈组织和牙龈疾病之间的关系。托马斯·伯德默建议切除受牙垢影响的病变的牙龈。切除牙龈后，在牙龈恢复期间，他建议用一种含樟脑的鸦片漱口水来保守治疗。

1840 年，牙医约翰·汤姆斯先生在一个龋洞中，观察到放在龋洞中的蓝色石蕊试纸②变红，从而确定了腐蚀剂的酸性性质。

随着 19 世纪上半叶显微镜的改进，镜头很快转向了口腔结构。在 1867 年发现了细菌后，莱伯和罗田斯汀提出这些细菌可能会侵蚀牙齿。一年后，确定了蓄意破坏牙釉质的"嫌疑犯"即口腔纤毛菌。然而，由于费用问题，研究未能继续下去。虽然排除了一种和口腔纤毛菌类似的物质的嫌疑，但正是它与蛀牙之间可能存在的联系成了这项研究的转折点。

---

①《牙医学历史上的牙结石》：*Dental Calculus in the History of Dentistry*。

②蓝色石蕊试纸测试酸性溶液，其测试现象若呈红色，则为酸性溶液。

此研究随着1890年米勒的里程碑式的作品《人类口腔中的微生物》① 的出版而取得了突破。作为一位美国牙医以及受人尊敬的柏林大学教授，米勒因发现龋齿的化学细菌而声名鹊起。米勒的研究发现：食物发酵产生酸的初始作用，以及细菌侵蚀软化组织的作用，导致了龋齿。目前这种已知的化学细菌理论，仍然是公认的龋蚀牙齿的原因。即使这一细菌理论是正确的，也仍然存在其他的可能性。

美国对抗蛀牙的“战斗”可以看作冷战的延续。灿烂的微笑，就像我们国家的美好未来，表面一片平静，深处却是暗藏杀机，这种美好随时可能被破坏甚至可能被潜伏的敌人所毁灭。正如那个时代的政治迫害一样，识别真正凶手便成了关键任务。

1954年，一支在圣母大学无菌实验室工作、由法兰克·奥兰德领导的科学家团队，证明了如果没有微生物的参与就不能形成龋齿。但哪种细菌是元凶呢？直到现在，只知道其名字，却不知每种细菌的作用。大多数生活在菌斑背后的嫌疑者在黏性黄色薄层内滋生繁殖，弥散在部分糟糕的口腔内。变形链球菌溶解于糖从而产生酸，将牙釉质和牙本质的矿物质去除，从而导致了龋齿。其他单细胞也许能吃完有机物的残渣，然而整个口腔内产生的毒素会使牙龈发炎，并使牙齿的支持纤维和骨组织受到破坏。

直到20世纪也仍未发现导致牙龈疾病产生的主要原因。人们认为结石或牙垢是龋齿的主要原因，这一误解一直持续到20世纪60年代中期。此时牙菌斑被正式确认为牙龈炎和牙周炎的原因。但仍然有许多未解之谜。导致牙龈疾病的大多数细菌是不确定的。我们也不能回答为什么有些人的牙龈败在这些寄生物上而别人的却不会。的确，我们对于牙齿的龋蚀过程的认识仍存在不足，前途虽然渺茫，但仍需不断地实践。

因此按照我们的理解，对龋齿本身来说，其外表几乎没有什么变化，但是由于细菌的作用内部一直处于变化之中。也许在肉眼看来，龋齿没什么变化，但随着时间的推移，这种肉眼不可视的变化却是巨大的。这一道理也同样适用于今天的牙科诊所，我们可以看到牙医本人，却无法看到他们真正的能力。

一个重要的位置

站着还是坐着？在牙医站着作业千年之后，19世纪中期，牙医们开始问自己这个问题，似乎像哈姆雷特的难题一样难以给出明确的答案。在审视这个专业稳步前进的答案中，必须考虑那个时代的社会力量以及技术创新。

纵观历史，在这期间病人的位置有所改变，从地板到椅子和沙发或者站立着，但牙医们通常是站着或蹲着的，他们很少坐着。当然偶尔也有例外：要把戏

---

①《人类口腔中的微生物》：*Micro-organisms of the Human Mouth*。

的人骑着马拔牙，也有牙医喜欢坐在病人胸部上拔牙。然而，随着19世纪牙医学的发展，牙医们开始坐在椅子上开展他们的工作。牙医们开始更加尊重自己的职业，在工业革命时期出现了一个新的工人阶级，发生这种转变难道是巧合吗？牙科行业若想要提升地位，其专业的肢体语言若与工人做工时相似，那肯定是无法成功的。这不是一个简单的站与不站的问题，我们可以推测，其必定是受到当时社会地位的影响。毫无疑问，为了提升他们的职业地位，一些牙医认识到他们必须坐着工作。

如果从业人员身处在这样一个有着严格社会制度的国家之中以及处在快速发展的新兴工业经济中的上层阶级，那么他一开始就会强烈反对站着去展示自己的能力。因此，当了解了19世纪中期英国牙科先驱约翰·汤姆斯先生后，我们一点也不会感到惊讶，他是牙科界第一个拥有牙科椅的人，也许还是第一个坐着工作的人。他的凳子和牙科椅、痰盂、柜橱，现都存于英国牙科协会的博物馆里。

为了强调与工厂工作的区别，这个座位设备无疑是为了展现宽大的垫子，值得注意的是，它甚至被客观的历史学家描述为“加厚软垫”。这张椅子似乎在诉说着，牙医是一个绅士的职业，和单调沉闷的工业劳动毫不相关。

到了19世纪70年代，商业制造的牙科椅经过不断的改造进入了诊所，据美国怀特公司介绍，1876年，里昂博士改进了可调节牙科椅，为许多“重要的”牙医们所喜爱。然而，人们对这种新的设备一直充满着矛盾的心理。1887年，大众化的墨里森牙椅获得了专利，这把椅子的成功，据说应归功于它的“非凡的垂直运动……无论是坐着还是站着，牙医操作起来都很方便”。

尽管牙科椅在市场上的销售量逐渐增加，但到了19世纪末牙医们还没有完全弄清楚为什么要坐着治疗，他们觉得是阶级斗争的原因，是为了加强社会政治建设。俄亥俄州托莱多的蓝珊与伦道夫有限公司制造的实用操作椅的广告中，提出了一个合理的解释。在1911年马歇尔牙科制造有限公司的目录中，广告编写人列举了以下好处：

> 疲劳对于牙医的效率、技术和健康都有害。一个疲惫不堪的人不可能很好地为他的病人甚至是他自己服务，如果保存体力，他就可以很好地为人们服务。使用椅子医治病人便是保存体力的最佳选择，它可以持续或偶尔给予一直站着工作的劳累的牙医们舒服的感觉。

一旦提及坐姿可以提高生产力这一点，工程师们都会将注意力转向牙科椅的设计。1922年，现代牙科椅的前身在德国公之于众。关键的区别特征是椅子带有一个鞍座和老式的轮式底盘，椅子安放在底盘上面，它可以以闪电般的速度转动到合适的位置，这无疑剥夺了患者们想要抵抗的自由。

然而，许多牙医还是继续站着工作。直到现代波状外形牙科椅发明后，所有牙医才得以坐下工作。

让它躺下来

在1962年的西雅图世界博览会上，成群结队的人们见证了现代科学和技术出现的奇迹。在未来时代的火箭船上可能出现一个人工制品（即太空椅）。但宇航员所乘坐的圆滑躺椅不是专为太空旅行而设计的，它实际上是一个里特—尤弗伦椅①，是特别为牙科诊室制造的，于1960年推出，是那个时代近五十年内牙科椅的第一次重大改变，并赢得了工业设计研究所的金奖。理查德·格林纳博士把这项研究载入了史册。

第一张牙科椅只是传统的扶手椅。皮埃尔·福查德认为应先让病人离开地板坐在椅子上，他建议要制造出有扶手且椅背高到足以支撑病人头部的椅子。早期的美国牙医约西亚·弗拉格首创了普通的温莎椅，并设计出了相应的固定头枕。1832年，詹姆斯·斯尼尔做了一张带有可调节座位和靠背的椅子。到了19世纪50年代，作为商业产品的牙科椅随处可见，设计更加灵活，一些靠背还能向前和向后倾斜，并配备了可调节的头枕和足以让病人舒展身体的脚凳。

美国南北战争之后，牙科椅采用了更实用的设计。金属代替了木材，坐垫代替了厚厚的椅套。那些殖民时代的古色古香的且带着些许老式的外观湮没在时光之中。像阿斯克牙科椅和帕金斯牙科椅，早已被扔到了垃圾堆里，怀特、墨里森和其他人制作的产品将其完美取代。这些很有特色的躺卧机器很容易将病人向后放倒。怀特的牙科椅，在当时一直都很流行，其沿用时间大约持续到了20世纪60年代。

然而，从发展的角度来看，这些产品并没有多少质的进步。作为今天椅子祖先的“休闲椅”，是1883年引进的产品，专为全身麻醉而设计。它看起来更像是一把躺椅而不是座椅。

在20世纪上半叶牙科椅几乎没有取得多少进步。在战后的岁月里，大多数牙医接受了让病人躺着，自己坐着为他们治疗。现在需要的是将这两种需要融合到一个设备中，既能满足牙医的需要也能满足病人的需要。

1942年，桑福德·戈尔登博士在军队中当牙医，他从一开始就坐着治疗牙齿。1954年，他在加利福尼亚召集了一个专家小组，设计出了一张倾斜的牙科椅。四年后，设计完成了，专利权被移交给一家牙科诊所设备制造商——里特有限公司，由此带来的产品是里特—尤弗伦椅。连体结构在靠背方面没有大的突破。据戈尔登说，这种椅子有助于消除背痛。其椅子的轮廓被称为戈尔登曲线，塑造的形状看起来很现代化。脚踏板可控制高度和倾斜度——患者垂直位置可旋转五十度——可自动调节椅子。

①里特—尤弗伦椅：Ritter-Euphorian Chair。

戈尔登在文章《应用于牙科环境的牙医和病人的研究之人类因素：静态评价》[①] 中阐述了他的理论，并发表在了《美国牙科协会杂志》上。他写道，除了改善了牙医探查口腔的方式，五十度角还改善了患者的整体循环，并减轻了其疲劳感。这篇文章的直接影响是很大的，此后出现了很多倾斜牙科椅并出现了坐着进行牙科操作的方式。

里特—尤弗伦椅在崭露头角的几年里被放置在牙科学校内。行业广告强调这种椅子一方面使患者感到舒适另一方面还便于牙医探查口腔。但牙医们似乎并不愿意利用这个黄金机会。尤弗伦的设计没能取得很大成功的主要原因就是成本高。这把椅子的设计也有些缺点，如若病人的腿伸得越高，其靠背反而呈现出向上倾斜的趋势。而牙医们需要的则是一把带铰接靠背和座位的椅子，能够使病人真正躺在椅子上。

1958 年，康福拉休闲椅公司创始人约翰 · 诺顿曾在一次牙科会议上与两位牙医相遇。他们向他提建议以设计出更舒适的牙科椅。他的第一个测试机原型来自一套组装玩具的模具。塔尔—埃兹牙科制造有限公司的总经理后来描述道："在研究椅子时花了许多时间。"诺顿将一张现有的牙科椅去除了扶手和底部附件，设计出了一个带铰接的靠背。

最后诺顿成功了，他将设计出的第一把椅子放置在了一间牙医诊所内。牙医们对椅子印象都很好，但诺顿却并不满意。不像戈尔登的设计，诺顿没有为牙医设置座位，在观察了牙医的反映和这把椅子在实际中的临床应用效果后，诺顿确信牙医需要坐着进行牙科操作。一些医生担心，在牙科操作中让病人仰卧可能会使牙齿碎片掉入病人的喉咙中，但诺顿证明这些忧虑是没有根据的。

诺顿制作的第一张牙科躺椅装载在一辆 150 美元买来的破旧的灵车上，这把椅子需要手动操作液压缸和刹车以控制仰角。这是牙科椅的祖先，它足以在这个国家的牙科诊所中获得应有的荣誉以及地位。到了 20 世纪 60 年代后期，诺顿的躺椅是牙医们的不二选择。今天大多数患者躺着的椅子就是基于诺顿这种最初的设计，由现在新的生产商制造的。诺顿安装在灵车上的原始椅子可以在史密森学会找到（如果有人去翻查地下室的话）。

固定的作息时间

牙科诊所的布置随着技术创新和公众审美的发展也在不断变化着。当牙医学成为涉及美容的一门医学时，牙科诊所本身的外观就越来越受到重视。"雅致的约会"与病人的预约之间形成了某种联系。牙医领域成为美学与麻醉剂相结合的场所，但患者自己在室内无法感受到这种影响。

---

①《应用于牙科环境的牙医和病人的研究之人类因素：静态评价》：*Human Factors Applied to Study of Dentist and Patient in Dental Environment：a Static Appraisal*。

如果牙医是在高度紧张的情况下持续工作，红木饰面是最可取的，因为红木本身就使人感到宁静，有助于缓和牙医的情绪。通常牙医的紧张状态源于操作室的交叉灯光照射在装饰不当的墙壁上，若所用设备是经过抛光处理的话，情况可能更糟糕。

20 世纪 60 年代和 70 年代新兴一种“设计师”的理念，此时，牙科诊所找到了自己的出路，牙医们雇佣建筑师帮助创造良好的就诊环境，制造商制造出来的产品也更加时髦。日益膨胀的设计愈发精致，于 1970 年达到了巅峰，当时一间牙科诊所首次赢得了美国室内设计奖。有趣的是，这个获奖诊所的半复古的外观增强了牙医工作的紧张状态：古董家具装饰着那些高科技设备。显然，那些提出“实用建筑建议”且喜爱桃花心木的人士会认可这种设计。

20 世纪 50 年代在美国企业出现了风靡一时的时间管理原则，这也影响到了牙科诊所。如果牙医在进行多项任务，肯定会有一种方式使他们的操作更有效率。一个专家建议牙医们在日常生活中为保持其活力而进行动作研究，然后他们可以准确地评估他们在业务各方面从治疗到管理所花费的时间，接着再重新设计诊所，从而帮助其节省大量时间。遵循这些建议的牙医们的确提高了治疗的时间管理绩效。然而，这种方法有缺点。虽然更“有效率”，可时间管理原则的应用使得牙医们和他们的助手的身体活动相应减少了。十年内恼人的结果就出现了。

1963 年一项“应用于牙医学实践的人体力学”的研究发现“有效率”的牙医的工作习惯，从时间和动作研究的观点来看，会使人的身体非常虚弱，并且可能随着时间的推移，诱发疾病以至缩短其个人职业生涯。当然，之后牙医手头上就会有充裕的时间。这些研究的成果只发现了这个不足之处。

旋转的钻头

牙科钻头发出的唧唧声音极大地激发了患者对牙科的恐惧之感。此起彼伏的嗡嗡声和呼呼声，在候诊室内清晰可闻（如果不是被神奇地放大），这无疑激起那些受影响的大脑内的化学物质释放出一股洪流，他们想要以最快的速度逃离这个地方。奇怪的是，这些人应该对这个令人昏昏欲睡的嗡嗡声音感到舒适才对。高速或超高速钻头的引入，在 20 世纪 50 年代是现代重大进展之一，大大促进了对牙齿的治疗。

钟表匠使用的弓钻是第一个被用来充填龋洞的钻牙工具。它通体刚硬，很难适应口腔内的幽暗环境。牙科钻牙技术的第一个实质性的进步是在 1829 年，当时一位苏格兰工程师引入了螺旋弹簧钢丝软轴。1858 年，圣路易斯的查尔斯·墨里引入的第一个柔性缆绳手钻就是基于螺旋弹簧钢丝软轴设计的。这些手动钻具实际上使用了脚的力量，当脚出力使螺旋弹簧转动时，牙医的双手就得以解放了。

1864 年，第一个由马达驱动的牙钻在英国获得了专利，它由一个卷绕的发条马达驱动。然而由于其低效性，脚踏引擎仍然深受牙医欢迎。1870 年，乔治·格林发明了第一个电动牙机，这标志着手工钻具的终结，是牙科诊所电气化的一个里程碑事件。

早在牙医们使用牙钻以前的很长的一段时间内，工业钻用户就已经在利用自己的高速技术了。1 000 ~2 000 转/分是相对缓慢的旋转速度。20 世纪 40 年代中期以前，4 000 转/分似乎是牙医们所使用的最高速度了。若速度变得更快，是十分可怕的，因为钻头会变得难以控制。但在 1949 年，牙医约翰·沃尔什对澳大利亚空军所做的一个研究项目的结果改变了传统的思维。沃尔什发现，更快的旋转速度“产生的振动频率，比那些在常规速度下所产生的频率，对患者来说更容易被接受”。

1945 年，沃尔什第一次考虑到钻头转速与不舒适之间的关系。大多数牙医都知道钻牙时的声音是使病人不舒适的一个主要因素。沃尔什为测试这种相关性，用音叉来测试钻自己牙齿时的声音。他发现当振动频率超过中部 C，达到 256 赫兹时，感觉是最糟糕的，而当频率高于两倍以上时所有的振动的感觉就完全消失了。就是这种发现驱使着他开始研发一种高速钻头。

美国也正在进行着同样的工作。1953 年，由美国国家标准局的罗伯特·尼尔森博士率领的一个团队，在美国牙科协会资助的一个项目中，研发出了一个由液压驱动的锯头，速度达 61 000 转/分。它采用的主要技术是利用高压液体水流驱动牙钻。这是第一台用于临床操作的涡轮牙钻机（早在 19 世纪 80 年代曾出现过涡轮钻，但由于牙医们并不是很了解球轴承而且还担心这种轴承在病人口中会出现问题，所以他们无法放心使用）。

从此，牙钻的研发成了速度的竞赛。一年后空气涡轮牙钻被引进，20 世纪 50 年代后期，牙钻已经能达到 1 000 000 转/分的超高速了。与此同时，遍布这个国家的牙科诊所里的许多较旧型的牙钻在改装后加装了更好的发动机，能够产生更快的旋转速度。断开电阻，清洁发动机的转子，紧致松弛的驱动皮带，可以使这些装置的速度提高到 12 000 转/分。

今天，涡轮机头牙钻随着空气轴承的旋转，转速通常超过 40 万转/分。声音可能是恼人的，但它们与麻木的牙齿接触时给患者带来的实际不适感几乎为零。高速度可以使钻头快速准确地穿过牙釉质和牙本质①。至少，研究这些是牙医们的兴趣所在。

很快，就连这些涡轮钻头都成了古董。1997 年，美国食品和药品管理局批准的第一个“激光牙科钻”测试了 1 300 多颗牙齿，其中只有三个患者要求局部麻醉。激光烧灼龋坏部位不影响牙齿的正常部分，没有压力和振动。然而，为了

①牙本质（dentin），是构成牙体的主体部门，其中矿物质约占 65% ~75%，有机质占 20%，其余 5% ~10% 为水，因此矿化不如釉质，但比釉质具有更大的弹性。

保护牙医和患者的眼睛，牙医强制要求患者佩戴护目镜以避免强烈的激光束。

从口到耳

在开始钻牙之前牙医们就已经注意到了，牙钻进入牙齿时，牙齿能够敏感地感受到振动。这种敏感性刺激了一些大胆的思考者开始思量口腔和听力之间的关系。

1550 年，来自帕维亚的内科医师、数学家和法学家希罗尼穆斯・卡尔达诺在他的著作《事物之精妙》中首次提出了用牙齿听声音。他说，可以咬住一根硬木将声音传导至大脑的听觉中心。半个世纪后，卡皮瓦西奥试图验证卡尔达诺推测的合理性。他描述了机械运动的条件，从木材追踪声音的路径，通过牙齿传导到颅骨传导，并由此到达大脑中心区域。贝多芬失去了听力后曾用过类似的方法，当时他试着用尺子代替一根棍棒架在钢琴上来弹奏他的作品。虽然他的耳朵不能听到，但他的牙齿却与众不同。据说贝多芬有“一张好嘴，他有着洁白的牙齿以及能磨碎坚果的强有力下巴”。

1789 年，一款“助听器”被引入了，它的样式像活动式的日本手扇，弯曲的方式使它容易契合牙齿。在 20 世纪，当听力无法得以保障时，人们就开始努力给牙齿穿上铠甲。1928 年牙齿助听器获得了美国的专利，此助听器用一根金属棒传递声音，用喇叭型管捕获声音从而传到牙齿。随着电声传输的引入，牙齿这种传导途径被人们遗弃了，转而追捧其他传递声音的途径。

牙签的故事

在卡尔达诺发现牙齿能传递声音之前，人们用木棒捅牙缝已有很长时间了，然而是用于清洁，而不是为了听声音。在尼安德人的头骨中能看到牙签的使用痕迹。当代人类学家声称“从经验记录可以发现，古代人类的习惯是剔牙”。

今天，古老的木制牙签濒临灭绝，取而代之的是塑料制品。而木制牙签仍然享有至高无上的地位，剔牙的丰富历史值得我们膜拜，通过时代的记录，我们发现牙签一直在使用中。

牙签在古老的亚洲、印度和中东盛行，它由锋利的纤维棒制成，材质是羽毛、铜、铁、银或金。在古希伯来犹太法典以及希腊和罗马著作中都提到了木制牙签（以及漱口水）。希腊人用稻草、芦苇或羽毛的切口清洁牙齿。公元前 289 年，锡拉库萨的专制统治者阿加索克利斯就是被浸泡过毒药的牙签所暗杀。

罗马人十分重视口腔卫生，认为牙签是时尚女士的盥洗室用品。马提亚尔写道，制作牙签的材料一般是乳香树木（也叫牙签树），但无疑有些牙签也来自于更珍贵的材料。普林尼谴责使用兀鹫羽毛清洁牙齿，因为它容易导致口臭，他建议用豪猪刺取而代之。

穆斯林先知穆罕默德青睐浸泡过麦加圣地圣水泉的芳香芦荟木牙签。他非常迷恋这个习惯，以至于任命了一个“牙签主管”，这位牙签主管一直把牙签放在耳朵后面。古兰经记载道，“一个之前使用过牙签的祈祷者的祈祷胜过75个普通的祈祷者的祈祷”和“你必须清洁你的口腔，这是赞美造物主的一种方式”。

在8至10世纪之间，一群从波斯移居到印度的波斯人认为牙签的使用提高了宗教仪式的品质。还有另一个几乎被遗忘了的文明，即贡德人会埋葬死者随身携带的牙签。

罗马沦陷后，西方使用牙签的情况鲜为人知，直到中世纪以后，牙签又回到了重要的位置。在法国文艺复兴时期，每一个地方都能发现牙签的踪迹，它们不是插在甜点上，就是随盘子和餐巾一起供给使用。从牙签上可以看到各种各样的装饰品，有时还是个人独有的奢侈品。有些牙签用金、银或象牙装饰，有些用贵重的珠宝或宝石装饰。有些人将其放在项链中戴在脖子上。剔牙是上层阶级的标志，中下阶层一般买不起牙签。

很快，文明使用牙签成为一种礼仪。1393年，《唐毫瑟宫廷礼仪》[①] 在茵斯布鲁克发表，提示读者若在吃饭时剔牙，就像“在餐桌吃饭时打喷嚏和用手指抠鼻孔”一样粗鲁。

牙签甚至可以作为重要的嫁妆。当帕尔马的路易丝·玛丽·黛丽莎公主和阿斯图里亚斯王子结婚时，一打价值不菲的牙签是嫁妆的一部分。它们不一定是共同的财产。例如，在萨克森，一个女人的牙签是她的私有财产，牙签放在一个镶嵌宝石的首饰盒内，不许别人触碰。为了不降低牙签的价值和装饰性，一本1716年的关于礼貌的书提醒女士们，它们是银制的工具，“在进食过程中若牙齿嵌入了一些食物残渣，女士可以用它将残渣剔除”。

人们还建议使用药用牙签。在15世纪晚期，约翰尼斯·阿克兰留斯支持使用薄木条去除食物残渣以避免蛀牙，尤其是带有苦味或止血收敛效果的材质会更好，如芦荟或松木。

英国也深受牙签影响。1488年6月27日，苏格兰的詹姆斯四世用一条项链购买了两支金牙签。他的儿子詹姆斯五世下令必须要把装有牙签的银盒子佩戴在腰间。

莎士比亚的经典著作也讲述了几个使用牙签的典故，强调它反映了阶级差别：“他似乎有更高尚的幻想，我担保他是一个伟大的人，因为他在剔牙。”

当然，一些不太文雅的人为模仿文化修养高的人，无论什么器具都会拿来用。小刀通常是常用的器具。这被认为是不太礼貌的，16世纪后期的一首教育诗这样说道：

不能用小刀剔牙齿，

---

①《唐毫瑟宫廷礼仪》：*The Tanhausers Court Manners*。

也不能用手指拨弄，
可取一支小棍，或一些清洁剂清洁，
否则就会患牙病。

罗兹，1577

这种流行的时尚设计并没有给福查德留下好印象。他谴责金属牙签对口腔有害，用铜或铁会对牙齿造成很大的伤害。

19世纪，尽管新的技术正在搅混旧市场，但仍有许多消费者无法使用牙签。例如，巴黎近郊桥连城的巴丁先生，发现钢笔的发明已经毁了他的两百万只鹅毛笔的市场。他迅速改变生产，发明了一种羽毛牙签，因而成为第一个有大众市场的牙签。

若福查德活到今天，看到人们又开始使用木制牙签，他会感到十分高兴（现在，文明世界里的大多数人都选择用廉价、有效和简单的木制牙签来剔他们的牙齿）。绝大多数的牙签来自缅因州的斯特朗小镇，此小镇宣称是“世界牙签之都”，并且它是美国最大的牙签厂家。作家苏里·哈贝尔翻查历史记录后才发现了斯特朗——“世界牙签之都”的由来。

19世纪中叶，波士顿人查尔斯·福斯特在巴西出差，当时他看到大量手工制作的牙签作为一次性用具装在大箱子里从葡萄牙运到此处售卖。他购买了一些送给他在波士顿的妻子，他妻子把它们分给了客人们。这样接待客人肯定会深受客人好评。于是当福斯特于1865年回到波士顿后，他在一个木制鞋桩制造厂工作，并开始利用工厂的设备进行实验，试图开发一种能够切割牙签的机器。1869年，他成功了。他发明的机器可以生产许多牙签，在一分钟内生产的牙签为一天手工制作的产量。今天的牙签制造机就来自福斯特的理念，只不过型号变小了很多。

福斯特制作牙签的木材取自白桦树，他发现缅因州有大量的白桦树。然而当时几乎没有人关注到他的发现。波士顿餐馆的业主们忽视了他的产品。“波士顿人在晚餐后用一根木棍剔牙，他们认为这样不大合适。”他说。

转机出现于波士顿联合牡蛎屋，该店从开始建立一直到现在仍在运营。福斯特招募了一些哈佛学生来帮助他实施售卖牙签的计划。这个计划，福斯特后来是这样概述的：

餐后，哈佛学生大声嚷嚷，想向服务员要一根牙签。如果餐厅没有的话，那么这个年轻人就会大声抱怨，并告知服务员，他再也不会在这家餐厅吃饭了。

在五六名哈佛学生按照他们精心的排练就这样气冲冲地离开之后，牡蛎屋便开始购买福斯特的牙签。几年后，福斯特把牙签厂迁到了缅因州，以接近它的原料产地。虽然所有权早已易主，但即使在今天的缅因州斯特朗大厦，工厂的名字仍然叫福斯特公司。今天的机器是计算机驱动的并且高度自动化，它只需要几个小时就可以把桦木变成一盒盒的牙签。工厂的十来名员工可以在一天内生产约两千万根牙签。根据消费品安全委员会的调查，牙签每天会引发 24 起事故。

不如人意的牙刷

如同牙签一样，牙刷也处于过渡状态。手动牙刷被越来越多的电动产品所代替。但相比其细长的远亲牙签，牙刷是最近的发明。古人曾经发明了多种清洁牙齿的工具来代替牙刷的作用。

希波克拉底建议使用一个蘸有蜂蜜的小羊毛球，蘸着莳萝、茴香、没药和白葡萄酒冲洗牙齿。根据普林尼的报告，洗牙的牙粉是由狗牙灰与蜂蜜和浮石混合而成的。

在印度，印度基础医学教科书的作者苏斯鲁塔建议，“早晨应该早点起来刷牙齿。牙刷由无节树的新鲜树枝制成，长 12 指，厚如一根小手指”。他还建议每日使用有蜂蜜、油和其他成分的清洁膏。

珠树（苦楝）和芒果树的新鲜树枝经常被用作清洁牙齿的工具，像阿拉克的木材——萨尔瓦多桃木，常以牙刷树著称。

在欧洲，牙刷于中世纪后期出现，它们可能首先出现在法国。1649 年，维梅爵士的一位英国朋友在写给他的信中说道，“需要一些清洁牙齿的小刷子，外面包着银的要多一些，也要小部分包着金和银的，把它们一起放入小盒子里即可”。

牙刷发展的步伐很缓慢。一个多世纪之后，1755 年，塞缪尔·约翰逊没有在他的字典里提到牙刷。然而，他提到了牙签和做牙签的人。布块和海绵是清洁牙齿的主要工具。直到 1850 年之后，牙刷才开始崭露头角，当牙刷产量大增，成本较低时，才得以被广泛使用。

然而，正如口腔护理疏忽都有其风险一样，一些牙刷的质量实在令人担忧。一位纽约奥尔巴尼的外科医生在做阑尾切除手术时，发现病人的病症是由于在阑尾处堆积了许多牙刷毛引起的。

“廉价牙刷，”这位医生说，“是许多不起眼的喉咙疾病、胃肠疾病的罪魁祸首。刷毛是粘上去的，当浸湿了再与牙齿接触的时候，便会脱落一半。”

我们认为牙膏与牙刷有着千丝万缕的联系，它们在 19 世纪后期才开始取代牙粉和酊剂。人们普遍认为牙膏是一种流行的牙粉，后来就像艺术家所使用的颜料一样，将其罐装在可折叠的金属软管内，它就以这种方式存在了多年。这种膏体沿用之前的牙粉销售途径而进行兜售。

皮比克牙膏警示“现代饮食的软食物”会使口腔腺减少唾液的分泌，因此可能导致蛀牙。箭牌薄荷口香糖鼓励消费者跟随合唱队的姑娘们一起嚼食口香糖，这些女孩们在各个方面都很健康，通过咀嚼箭牌薄荷口香糖可以避免“脸线松弛”。

卡斯特丢失的牙刷

如果一把牙刷丢失了，我们会从中了解到多少关于它主人的口腔保健习惯呢？如果可以肯定的话，证据中一个引人注目的部分，就是卡斯特最后的牙刷。

当乔治·阿姆斯特朗·卡斯特将军遵循军令出发后，在小巨角与敌军不期而遇时，他丢失了他的牙刷。牙刷是由卡斯维尔阿扎尔公司制造的。如果将军一直带着他的牙刷，那么可能就永远失去了发现其生活习惯与牙刷之间联系的机会。今天这把牙刷保存在小巨角战场国家纪念馆。这把牙刷好像挺适合这位自负的、直言不讳的将军，尺寸之大看起来就像是为了一张大嘴巴而设计的，上面有15排浓密的刚毛，而且这些短而硬的毛看起来并没有磨损，这或许帮助证实了卡斯特并非满嘴坏牙。

毋庸置疑的是军事历史学家们将继续讨论可以做些什么来赢得那天的对战。然而对于1876年6月25日随卡斯特战死的士兵牙齿的后续研究表明，牙齿的龋坏过程几乎无法阻止。在八组口腔遗骨检查中发现了牙龈脓肿、龋齿、牙周炎、磨耗、生前牙齿脱落和使用过烟草的痕迹。

牙科历史学家们和心理传记作家想弄明白这些士兵的牙刷的命运与自己的指挥官青睐的另类牙刷会有什么不同。对于将军，现在我们可以在其相关记录中加上重要的一笔：他死时穿着靴子，但他的牙刷离他而去。

根管：牙髓真相

或许在牙医学中没有哪两个字能够比“根管”听起来更让人惊悚的了。为什么呢？为什么要钻穿白色健康的牙釉质，进入髓腔去接触脓肿和反应敏感的牙髓，然后再去除牙髓神经，用锋利的针去清洗那最窄的地方，这样做不是很麻烦吗？在这一过程中基本上是无痛的，在这无痛期间，我们必须像探索心理世界一样去探索口腔内到底出现了什么问题。因此，我们就把自己限制在了口腔世界中。

如今，牙髓病专家主治根管，也就是去除化脓的牙髓神经以及充填龋洞。当首次做这样的牙髓治疗时，准确的定位是很难的。伦敦牙医詹姆斯·斯尼尔于1831年出版的教科书上曾讨论道，硝酸银可以作用于“溃疡面”，或者用封泥暂时填充以保护裸露的牙髓。尽管他在书中描述过在那个时代这样的操作很平常，但这算得上是第一个治疗牙髓的书面记录。来自美国的记录也表明当时的美国牙医也熟悉牙髓治疗操作程序。

如果就目前的标准来看，当时的治疗过程必定伴随着难以想象的疼痛。1836年，斯普纳建议使用三氧化二砷杀死牙髓，消除疼痛的第一个有效方法就是摘除牙髓。因为此过程对周围组织会造成破坏，许多医生对此表示异议，但三氧化二砷很快便成了牙医们治疗牙本质过敏以及使牙髓失活的药剂之一。如今，因为要确保无痛的牙根治疗，所以开发出了一系列“灵巧”工具，使牙医可以掏空牙髓、疏通根管。随着麻醉药物的改进以及 20 世纪新器械的引进，这个治疗过程基本上是无痛的。

尽管根管治疗是无痛的，但根管治疗占据的重要地位就像曾经的痛苦的拔牙手术所占有的地位一样。我们可以从《恐怖小店》[①]（一个关于美丽的食人花的故事）的两个电影版本中看到这种痛苦的演变过程。此电影的最初版本，是由罗杰·科尔曼导演的，自虐患者（杰克·尼克尔森饰演）来到牙科诊所要求将他的所有牙齿拔掉。在第二版中，这位受虐狂（里尔·穆雷饰演）恳求牙医（史提夫·马丁饰演）给他做根管治疗。

---

①恐怖小店（*The Little Shop of Horrors*），故事讲述西摩在得到一株以吸取人血产生的奇异花卉后，不惜以牺牲自己的代价来赢取顾客的青睐和美人的芳心。然而在名利双收之时，摩西发现这朵奇花在长大的同时，自己已不能控制它的成长，并且自己的生命也面临危险。

第十章　百万美元的微笑

——牙医学与好莱坞、口腔影像制作

镜头转到了对牙齿的颂扬。在这里它们不是摇摇欲坠的“基础设施”，不是道德败坏和社会腐朽的标志，而是代表着力量和魅力。口腔本身成了消费者们想要装饰的地方。

作为身体的一部分，口腔是自我完善运动的先驱之一。在牙冠和牙箍方面，公共支出很大，之前还听说过健身俱乐部或吸脂也成了公共支出的一部分。

现代对健康牙齿的崇拜与战后的繁荣昌盛景象以及应运而生的乐观主义有关。自由世界充满着欢乐祥和的气氛，每个人都想拥有灿烂、坦率和始终如一的笑容，想要牙齿就像郊区住宅一样，外表看起来整整齐齐。想要拥有这种口腔再也不是梦想了，当把刀剑打造成牙钻时，牙医们便成为这些牙钻的代理人。尽管出现了越来越多的蛀牙问题，但牙医们更关注的却是化妆品问题，诸如怎么样把牙齿变漂亮等。

矛盾情绪在缓慢地加剧，从古代的记录我们就能发现这种现象。即使疼痛消除了，病人与牙医之间的关系依然很不稳定，交织着感激与厌恶。让我们来看看关于这些矛盾情感的描述吧！

难看的电影

由于电影行业的需要，好莱坞已经变成了美容牙科的无冕之都。明星们需要完美的牙齿，牙医们要做好本职工作。为实现进入好莱坞的梦想，童星秀兰·邓波儿也做了牙面覆盖。数年后，她说她有一次打了个喷嚏，失去了两个前牙覆盖面，当时正在拍摄的电影立即停机直到她换上了新的覆盖面。

也许电影界憎恨对于牙科的依赖，否则怎么能够解释只要在银幕上出现了与牙科相关的操作或诋毁牙医时，好莱坞的电影就变得那么难看呢？

好莱坞导演在这方面几乎没有什么独创性。在好莱坞出名之前，视觉艺术家们把注意力转向了牙科实践，数百年来他们在描绘该专业医师时鲜有恭维。当艺术转向关注牙医学时，通常关注的是牙医，而不是痛苦的艺术家。今天这些画作是相关的历史记录，证明了最初的牙医是如何引领其行业的。我们只希望未来的历史学家不要以同样的方式（用好莱坞电影，或早期摄影师的作品）来记录这些过程。

19 世纪中期，摄影艺术和科学得到了很大的发展，新发明的镜头对准了牙科诊所，当时一些关于残暴的牙医群体的滑稽表演特别流行。例如，在表演中他们用笨重的工具以及残暴的手段对惊恐的患者实施牙科手术。在有些表演中，他们用一些奇异的小玩意来讽刺那个时代治疗牙痛和其他疾病的电疗设备。往往为了家庭娱乐，那些照片被制成立体相片，就像今天的电视一样。

牙医们也频繁地出现在歌舞喜剧中。在早期的活动画面里，人们会把这些喜剧元素加入电影创作之中。电影的普及注定会使歌舞杂要表演稍显逊色，同时还结束了 19 世纪现场街头表演和流动牙科与医学表演。但是，新媒体的普及不是让歌舞杂要演员失去他们的职业，而是给他们提供了更宽阔的发展空间。

口腔角色

20 世纪 20 年代在乔治·艾伯特·史密斯导演的电影《那可怕的牙齿》中，牙医学受到了好评。显然，电影紧扣其标题，其中暗藏着导演的风格。安迪·沃霍尔的《帝国大厦》和《睡眠》在后来的半个多世纪里也获得了好评。

早期的银幕女神玛丽·碧克馥在 1911 年的《美人牙医》中也扮演了重要的角色。这部电影刻画了这位 18 岁的明星拔牙时的情景，只这一幕就组成了整个电影，使得碧克馥的电影再次受到人们的欢迎。十年后，在《小勋爵弗契特勒伊》（1921 年）里，碧克馥又拔了她自己的牙齿，并依照惯例将这颗牙齿系到了门把手上。

同时，受人尊敬的牙医们开始寻求利用新媒体来提升他们的职业地位。到了 1913 年，口腔卫生协会制作了一部 18 分钟的无声电影《牙痛》。这部影片由埃瓦首尔博士导演，在印第安纳州波利斯上映，预算大约 500 美元，出镜的 10 名牙医和牙科机构来自于美国二十个州和其他九个国家。1922 年在全国发行的《你的口腔：关于人类口腔护理的教育影片》是在牙医主任肯特记录的 100 多位专家的研究成果的基础上创作而成的。

同年 12 月，来自堪萨斯市的牙医托马斯·麦克拉姆和一位运气不佳的 21 岁电影制作人签下合约，制作了一部关于牙齿健康的儿童电影。因为这位年轻人没有鞋穿，麦克拉姆博士便亲自来到这位制作人的办公室欢笑动画公司与他签署了合同。据说当时这位年轻人仅有的一双鞋子被送去了鞋店修理，因为他穷得连 1.5 美元都没有，因此没法将鞋拿回去。

根据合同要求，最后制作了 500 份电影拷贝，这为年轻人的新公司提供了资金，拯救了这个年轻的电影制作人沃尔特·迪士尼，让他摆脱了贫困。这部十五分钟的无声真人电影就是《汤米·塔克的牙齿》①，主要描述的是挑剔的小汤米·

---

①《汤米·塔克的牙齿》：*Tommy Tucker's Tooth*。

塔克与邋遢的同辈人吉米·琼斯之间的事情。两个年轻人申请了同一份工作，当汤米被雇佣时，吉米意识到了自己的缺点，便开始注意清洁口腔以及规范自己的言行举止，最终找到了一份好工作。迪士尼在30年里为牙科推广制作了很多教育片，同时给大众带来了很多娱乐电影。

尽管电影制作人拼尽全力对牙科教育进行普及，但电影中的口腔卫生保健却给人们带来了错误的引导。

第一个关于牙科就诊主题的商业电影是1914年上映的《笑气》[①]。由查理·卓别林编剧、主演和执导。一个流浪汉做了佩恩博士的牙科助理，博士掌管的诊所让人感觉杀气腾腾，电影中他用钳子夹住了一个年轻漂亮的女病人的鼻子并且亲吻了她。这部电影为随后的牙医学电影奠定了基调。哈罗德·劳埃德、巴斯特·基顿、雷德·斯克尔顿、阿博特、科斯特洛以及杰里·刘易斯都是喜剧演员，他们总是用嘲弄的语气贬低牙医这个行业。

传奇电影人物哈尔·罗奇出现在1919年上映的《昏头昏脑的牙医》[②] 中。虽然它的基调与卓别林的电影相似，但仍然是一个具有重要历史意义的电影，因为它刻画的是早期城市的牙科诊所。电影中描绘了那个时代的设备以及诊所里的情况，从没有水电以及没有经过消毒处理的简单房间到20世纪20年代的电气化诊所，尽管它们对牙医的描绘一点儿也不准确，但在展现诊所的变化方面，早期的牙科喜剧仍是有价值的。

1928年，劳雷尔和哈迪发行了第一部诋毁牙科的电影《笑声中离去》[③]。电影开头讲述的是深夜时分劳雷尔因牙痛而痛醒，结尾是这对流浪街头活宝接连发生的许多痛苦的麻烦事。在吸入笑气后，迷迷糊糊中，本该拔的是劳雷尔的牙齿，但哈迪的牙齿却被误拔了。显然，表演引起了观众的共鸣，劳雷尔和哈迪的第一部对白电影《原谅我们》[④] 也是对牙医的讽刺。

在20世纪30年代，随着由菲尔兹编写和主演的电影《牙医》的推出，银屏上对牙医的讽刺达到了巅峰。这部20分钟的短片由菲尔兹一人扮演，电影中的他是一个冷酷无情、完全没有同情心、残酷粗暴、放纵冒失的牙医。

“三个臭皮匠”[⑤] 创作出了关于牙科钻头的三部曲，即《世界上所有的丑角》[⑥]（1941年），《迫不及待》[⑦]（1943年）与《拔出牙齿》[⑧]（1951年）。在第

①《笑气》：*Laughing Gas*。
②《昏头昏脑的牙医》：*The Dippy Dentist*。
③《笑声中离去》：*Leave' Em Laughing*。
④《原谅我们》：*Pardon Us*。
⑤三个臭皮匠（Three Stooges）是美国的喜剧演员小组，他们分别是 Moe Howard，Curly Howard 和 Larry Fine。
⑥《世界上所有的丑角》：*All the World's a Stooge*。
⑦《迫不及待》：*I Can Hardly Wait*。
⑧《拔出牙齿》：*The Tooth Will Out*。

一部电影里，这三个人从洗窗工变成了牙医。第二部电影中他们模仿了很多劳雷尔和哈迪创作中出现的牙科不幸事件。小丑的滑稽动作和肢体喜剧本身就给牙齿带来了危险——在其中一个作品的拍摄中，小丑拉里·费恩的一颗牙齿被打掉了。

连好莱坞的硬汉詹姆斯·贾克内和颇有男子气概的加里·库珀也在演出中受到了伤害。他们俩主演的牙科剧在 15 年里曾以三个不同的版本出现在银幕上。最初上映的是 1933 年的《一个星期日下午》，由加里·库珀和菲伊·蕾领衔主演。1941 年，由贾克内主演的《草莓红的金发》讲述的是在世纪之交，贾克内饰演的一个牙科函授学校的毕业生曾和一个名声不好的建筑承包商争抢丽塔·海华丝①，但最终失败了。后来，当这位承包商看牙科急诊时，贾克内计划用过量的笑气杀死他，但在最后一刻他改变了想法——不用麻醉直接帮他拔牙。1948 年这部电影被翻拍成了音乐喜剧，而且名字相同。

编剧兼导演普雷斯顿·斯塔奇斯在《伟大的时刻》②（1944 年）（改编自《战胜痛苦》③）中将目光瞄准了口腔，讲述的是莫尔顿博士的故事，一位觊觎麻醉发明者荣誉的人（前面曾提到过）。这部电影上映后被贴上了“导演开始衰退”的标签。

1941 年由威廉·荷顿和格伦·福特领衔主演了电影《德克萨斯》，电影中讲述的是口腔医学在美国西部的故事。这部电影的主人公是一名前线牙医埃德加·布坎南，他可以随时为人们检查龋齿，甚至在枪林弹雨中。这个角色被演绎得很好，因为布坎南本就是牙医出身。布坎南后来在电视连续剧《衬裙交叉点》中继续出演牙医。

鲍勃·霍普在 1948 年的《白人》中饰演的前线牙医更引人关注。场景设置在 19 世纪 70 年代，霍普塑造了无痛·彼得·波特这一角色（取自于 20 世纪初牙科牛虻无痛帕克），由于其无能，一直过着流浪的生活。剧中他与卡拉米提·简（简·罗素饰演）结婚，简暗中为政府工作。这位无能的牙医因为受到妻子的蛊惑，一直认为他需要为妻子的枪击事件负责任。欣赏了充满肉欲的好莱坞电影，我们还能忽略这部电影中性的潜台词吗？无能的、令人沮丧的口腔补牙者与配有枪支、掠夺成性及性感十足的西部女郎配对时，谁将赢得先机呢？

当续集《白人的儿子》在 1952 年上映后，罗伊·罗杰斯和道格拉斯·邓布利尔成了重要的角色。1968 年上映的一部电影《西部最逊色的枪手》中，唐·诺茨扮演了一个装模作样的费城牙医。

---

①丽塔·海华斯（Rita Hayworth，1918 年 10 月 17 日—1987 年 5 月 14 日），出生于纽约布鲁克林，原名玛格丽塔·卡门·坎西诺（Margarita Carmen Cansino），美国著名女演员，是美国 20 世纪 40 年代红极一时的性感偶像。

②《伟大的时刻》：*The Greatest Moment*。

③《战胜痛苦》：*Triumph Over Pain*。

诙谐地挖苦了牙医几十年后，好莱坞在 1976 年脱下了外科手术手套，在《马拉松人》里讲述了一个令人发指的牙医，电影将其描写为残忍的施虐者，他由苏伦斯·奥利维尔饰演。这位牙医残暴的手法激起了民众的愤怒，他简直就像是《奥斯威辛死亡天使》中的约瑟夫·门格勒博士的化身。摄影机把特写镜头对准了奥利维尔，他使用钻头去钻一颗健康的、未经麻醉的牙齿，意图从达斯汀·霍夫曼嘴里榨取口供。

在查理·卓别林的《笑气》中首次出现的好色的牙医，19 世纪 80 年代中期又一次出现在了电影《美丽的坏女人》① 中。对牙医们的风流韵事，人们不再持宽容态度，在这部电影中由乔·曼坦那饰演的多情的牙医，最后被人谋杀了。

音乐剧版本的《恐怖小店》上映于 1986 年。基于成功的百老汇音乐剧，这部音乐剧改编自罗杰·科尔曼于 1961 年拍摄的电影。喜剧演员史蒂夫·马丁在电影中展示了他在医学方面的喜剧天分。"我是你的牙医，"这位明星唱道，"给别人带去痛苦使我兴奋，只要钻双尖牙，我就感到很激动，尽管这可能会给我的病人带来很多痛苦。"

然而，看到这些电影画面时最痛苦的还是牙医他们自己。正如一位作家所指出的那样，"能下定决心观看这些电影的牙医，必须先要接受它们，同时做好降低其自我价值的心理准备"。

鉴于电影里关于牙医的负面描述过多，引起了人们的偏见，因此牙医们想要自己讲述属于他们自己的故事。在 20 世纪 80 年代初，美国牙科协会发起了一个全国牙医学推广计划，以重拾人们对牙医的信任。这个计划的核心是投放在电视和杂志上的主题为"闪亮、耀眼、发光"的系列广告活动。这个活动的口号是"耀眼。当你的牙齿耀眼时，你就变得耀眼了。快去找你的牙医吧！"最初的电视广告是一个微笑的女病人，当她被问道"你怎么做到这么红光满面、神采飞扬啊？"她回答道："我定期去我的牙医那里做检查。"

史诗般的牙科故事

尽管主流电影制作人屈尊与牙医学轻松愉快地走到了一起，但被评论家称为好莱坞史上最成功的电影是由施特劳亨导演的史诗式无声电影《贪婪》②。这是关于牙医学的第一部非喜剧体裁的故事，改编自麦克提格的《三藩市的故事》。故事讲述的是 1899 年风靡一时的事件，由 23 岁的诺里斯主演。故事的主角麦克提格是一个有暴力倾向、愤愤不平的残忍牙医，他残暴地杀死了他贪婪的妻子和她的情人。在逃离法律制裁的路上，麦克提格由于干渴死在了沙漠中，并和他最后杀害的受害者遗体铐在一起。

---

①《美丽的坏女人》：*Compromising Positions*。

②《贪婪》：*Greed*。

施特劳亨，好莱坞最专横傲慢的导演之一，据说当他在美国穷困潦倒时，就是这本书给了他启发，让他成了一个导演。借助这个故事，他试图实现自己的艺术目标，“打破社会的虚伪并强调客观世界的物质性”。

影片最初时长九个半小时，共占据四十二卷胶片，《贪婪》的一大特色是拥有沙祖·皮茨在内的全明星阵容，耗资47万美元，这在当时算是闻所未闻的数字。黄金，对牙医行业尤其重要，巨大的镀金牙齿是这部电影的核心。麦克提格动情地描绘着，准备把这个职业符号挂在他的诊所外，他的妻子张着嘴，露出了那闪闪发光的黄金牙冠。这部黑白影片里的所有黄金物品都是用手工着色的，一帧一帧的，整个着色过程花了好几个月。

这部电影还有把牙医描绘成色狼的场景（虽然卓别林的早期电影中也出现过吻戏），影片中的牙医猥亵了一个麻醉了的病人。出现这一幕时，影片上的字幕写道：“……她毫无防备。突然，这个男人兽性大发……这场危机……令她猝不及防。不加思考地……麦克提格内心做着激烈斗争……但当他走近她的时候，她那天真无邪和无助的魅力使得他立马改变了主意。终于没能抵挡住诱惑。”

这部电影在1924年12月首映，不过影片太长以至于让人看得很辛苦。牙医诱惑病人的场景令人局促不安，但电影评论家赫尔曼·温伯格认为，《贪婪》提出了一种睿智的观点，“不管是在何时何地，越是对金钱狂热，在失去时就越是绝望”。

票房反响不佳，后来上映的影片剪切至约2.5个小时。施特劳亨拒绝观看删节版。“我认为在我的生命中只有一个真实的画面，没有人能看得见，”他后来说，“删减过的《贪婪》就像是被肢解得面目全非的尸体。剪切我电影的这个人心中必定空无一物，而且还被蒙上了阴影。”

结局十分有趣，麦克提格又在歌剧中出现了，于1992年首次亮相于芝加哥，这位受尽困扰的牙医，其内心的愤怒在旋律以及杀戮中被释放了出来。

牙痛围巾

牙痛患者最常见的形象是滑稽的而不是令人同情的。他们用绕在头上的布块包着肿胀的嘴，通常是人们取笑的对象。这并不属于现代艺术家的杰作，因为在数千年以前人们就有了这个习俗。考古记录表明巴比伦人有时候在背诵对付牙齿蠕虫的咒语时，他们头上会缠绕着这种绷带。牙科历史学家并没探究出这样做的目的，但他们说这样做或许是为了避开神灵，又或许是为了给面颊保暖。

“牙痛围巾”的首次亮相，是用来遮盖脸颊上的不适部位，通常用柔软的布料将这些不适部位包裹起来，比如扎成团或直接围在头上。犹太法典也建议用围巾之类的绷带缓解牙痛。到了罗马时代仍然沿用着这种做法。牙痛治疗方法中就有用亚麻布或碎布包裹脸颊。奥鲁斯·科尼利厄斯·塞尔苏斯呼吁当下颌牙痛时，涂过药物后，要按此方法包裹头部。

1776年，在佛罗伦萨发表的《关于手术和医疗实践中的器械、机器和家具的描述》一文中，神父费拉拉转载了一张罗马士兵裹着类似于牙痛围巾的双绳绷带的半身像。然而，这些绷带的作用是为了支撑下颌骨骨折而不是缓解牙痛，所以不必当真。一些历史学家认为牙痛围巾源自于“妇女头巾”，是欧洲修女制服的一部分，是主要用来遮住她们脸部的一件修女饰品，不过这种可能性并未被证实。

我们可以在鲁格罗·德·福鲁加多的意大利语医学手稿中找到包裹着围巾的患者画像以及相关的漫画说明，这部画作可以追溯到12或13世纪。法国人也曾以类似的方式使用手帕，即将手帕“斜”着折叠绑在头上，并塞上一大块棉花。而且，在法国，手帕还经常加些附带物，比如马乔莲、土豆，或者“微温的牛粪”。

致疼痛

不只是视觉艺术家才会提出关于牙医学和牙齿的主题，作家和诗人也给人类留下了不可磨灭的牙齿形象。古希腊剧作家阿里斯多芬尼斯公开声明雪白的牙齿对咀嚼没有任何作用。在罗马时期这个说法席卷了当时的文学界。在一首讽刺诗中，马提亚尔提到了卡斯凯留斯，他“作为一名在优秀女士之间的元老院议员已经变成了富人，并且开始治疗各种牙齿疾病”。卡斯凯留斯是第一个有历史记录的牙医。

马提亚尔也是第一次提到人工牙的人，他在辛辣的讽刺中，露出了自己的獠牙，并且对这些假牙写了很多文学批评著作。

苏格兰不朽的诗人罗伯特·伯恩斯（1759—1796）并没有嘲讽牙齿，反而对牙痛持有相当的敬意，在“致牙痛”这首诗中，他这样写道：

诅咒你，那恶毒的东西，
你刺中我痛苦的牙龈；
使我的肺部呼吸不畅，
痛苦的报复，
伴随着剧痛撕裂我的神经，
如同痛苦的发动机。

并不是所有诗人都会诅咒黑暗的龋洞，还有些诗人会写出讽刺性的话语，比如约翰·希思—斯塔布斯在恳求诗——《牙痛的魅力》中写道：

可敬的牙痛
从白色的城垛往下爬，

停止转动你黄色手指中的
四重神经索；
明天我会给你一杯威士忌酒
将你双手紧握，
予你一个茴芹花环，
以及三片像指甲一样的丁香。
告诉护理守护神
是时候敲掉了，
他们会挑起小镐，
拿起冷凿和钻孔。
你或许可以登上银梯
走向天空，
在那空空的新月状物体里，
自生自灭。

当牙医学与诗歌的艺术结合发展后，其中最具有影响力的当属美国牙医索利曼·布朗的史诗。以下是摘自其著作《牙齿箴言——一首关于牙病的诗》中的一个片断：

……当她的嘴唇张开，
那些残缺的拱门，躲在黑黑的空间里，
在那里，爱足以让人享受迷人的景观，
东方瑰宝映衬着雪域阳光，
希望、失望，默默地消亡，
厌恶凯旋，爱情已然死亡！
每当在象牙边看到，
黑暗的坏疽，肮脏的脚步；
当龋齿降临时，悄悄地将其抛出，
在那些雪白的牙上撒上腐蚀性的黑点，
刻不容缓，你们颤抖吧，
痛苦的小精灵，
快点飞到牙医那里去吧！

鉴于牙齿所拥有的地位，它们理应得到珍惜，因此花费巨大的努力来保存它们并不奇怪。在世界各地的宗教文化中，掉牙后会举行相应的仪式。这些脱落的牙齿的仪式以及老规矩，记录着最初的、脱落的或“婴儿”的牙齿，这种仪式标志着一个幼牙的重要转变。

乳牙也叫作“奶牙”，在母亲哺乳时，婴儿的牙龈通常会浸润在乳汁中，因此而得名。极个别的婴儿在出世时牙齿已经萌出，有证据表明，这种情况下人们就会残忍地将这些婴儿杀掉，因为他们觉得这些出世之前就已经有牙齿的孩子是恶魔的化身。

出世之前就已经有的牙齿被称为“诞生牙”或“早熟牙”，大约每3 000个活产婴儿中就会出现一个，通常是下门牙。这些牙齿早熟的婴儿受到了整个历史的关注。普林尼列举了两个这样的例子，并给其中一个婴儿起了个昵称叫登塔图斯。普林尼表示若是女孩在出生时就已经有牙齿，这可能会给她未来的健康造成危害。有人说佐罗亚斯德、汉尼拔和英格兰国王理查德三世在诞生时，也已经长出牙齿。法国太阳王路易十四出世时甚至有三颗牙齿，这给他的奶妈带来了很多烦恼。荷兰学者雨果·格劳秀斯写下了预言，预测路易将是一个伟大的掠夺者。事实的确如此。黎塞留、马萨林和米拉波都是受人尊敬的演说家，据说他们也同样是因为拥有“诞生牙”而具有禀赋的法国人。

莎士比亚在《亨利六世》中提到过这种情况：

> 我经常听妈妈说
> 我是走着来到了这个世界，
> 要不是我匆匆忙忙地来到这个世界，
> 怎会发现他们被毁灭，怎知道还要夺取我们的权利？
> 接生员思索着，女人们哭着，
> 哦，耶稣保佑我们，他带着牙齿出世啦！
>
> ——第三部分，第五幕，第六节

落牙仪式有多种形式，在祈祷活动中人们常希冀用强健的恒牙来代替失牙。

在古代的阿比西尼亚，人们会让孩子把掉的牙抛给咆哮的鬣狗，同时还提出要长出强健的牙齿的请求。在美洲，一个切罗基族的孩子拿着脱落的牙齿在房子周围跑来跑去，然后把它扔到屋顶上，再说四遍“请求海狸把新牙放入我的口中”。在齐佩瓦，父母会用木炭把脱落的牙齿涂黑，然后扔向西边，并祈求孩子的奶奶保佑孩子快快长牙。在奥比吉布瓦的习俗中也有这种做法，他们是将涂黑的牙齿扔到东边，并且父母要绕着房子跑几圈。提顿的印第安人把孩子的牙齿掩埋在帐篷入口下，跨过这颗牙齿的人就会长出新牙。桑瓦普的孩子们会把脱落的牙齿当作食物喂给狗吃，并说着“快让我长出强健的牙齿吧！”在澳大利亚，为了长出健康的牙齿，母亲会将脱落的牙捣碎放在食物里，给孩子吃。

拜兽偶与脱落的牙齿也有长远的联系。从牙医学的角度来看，老鼠那锋利的牙齿使它扮演着重要的角色，人们经常祈求老鼠用一颗强健的牙齿替代失牙（人们认为老鼠是通灵者，能够在在世的人与故去的先人之间传递信息）。因此，人们把掉了的乳牙从它们的身上扔到窗外。虽然主题变化多端，但是仪式却是一样的，他们会喊道："老鼠，老鼠，这里有一颗落牙，快给我再带颗牙来吧。"法国的习俗是将落牙放到床下，人们认为如果有老鼠啃噬这颗旧牙，孩子就会长出一颗新牙。

19 世纪末，仪式开始发生了一些微小的变化。据说，在法国的落牙仪式中，老鼠不再承担替换牙齿的角色，而是换取一个小礼物。当法国的孩子想要用丢失的牙齿换钱时，他们就会等待着小老鼠夜间造访。牙齿放在孩子的鞋内，当孩子睡着时，老鼠就会将牙换成硬币。睡觉的少年还会拿牙齿交换糖果，然而中间的媒介不再是老鼠而是一种漂亮的小精灵。

商业化的落牙仪式在 20 世纪随着牙仙子的出现达到了全盛期。人们普遍认为这种商业化源于美国，第一个在印刷品中提及的牙仙子出现在 1927 年的同名儿童剧中。然而，在那之前牙仙子仪式就已经存在了。几乎每个年轻人都知道这个习俗，即把脱落的乳牙放在枕头下，之后，牙仙子会将其换成一枚硬币。

这个高贵精灵的简短历史被保存在伊利诺伊州迪尔菲尔德私人拥有的牙仙博物馆里。馆长罗斯玛丽·威尔斯是西北大学牙科学院的博士，他已经收集了 500 多个牙仙子的雕像和画像以及相关的书籍。

据威尔斯博士说，牙仙子是已知的唯一存在于美国和美国殖民地的精灵。对待落牙仪式，在大多数文化中，人们会选择祈求真实动物，而非祈求想象中的精灵。然而，不管牙仙子来自何处，现在我们可以肯定地说她是一个真正的娃娃，因为 1994 年，美泰公司生产了第一个牙仙子芭比娃娃。

净化空气

如今的广告以各种各样的形式来诋毁口臭。在药品柜和药店货架上到处放着薄荷糖、喷雾剂、漱口水、口香糖和滴剂。然而，口腔异味是很顽固的。数千年来，人们一直受到口臭的困扰。

一本亚述①的医疗教科书为治疗口臭提出了一些建议，书中写道需仔细清洁牙齿以避免口臭，详细地说明了怎么用食指、布块和盐来去除口臭。善于伪造历史的普林尼在谈到这个话题时却极其可信。

"口腔受到变质的食物、口中坏牙还有年龄增长的影响时就会出现口臭。经验证明，对付口臭的有效方法是在临睡前用纯酒清洗口腔，而且早晨含漱几口新鲜水可以有效避免牙痛。"

口臭的摩登时代在 1920 年便开始了。当年，李斯特林制造商华纳·兰伯特

---

①亚述（Assyria）是古代西亚奴隶制国家，位于底格里斯河中游。公元前三千年代中叶，属于闪米特族的亚述人在此建立亚述城，后逐渐形成贵族专制的奴隶制城邦。

提出了一个听起来很吓人的疾病——口臭，并以此名来推销他们的产品。这个术语据说是从旧的医学词典中挖掘出来的，其科学的依据有助于消除其他“粗俗”的看法。该公司基于公众的热情还举办了一个广告活动，主要基于观众们感兴趣的故事以及关于失恋方面的建议。每个广告都是一个简短的情景剧，由口臭受害者临时主演，以此给予观众共鸣，让人们认识到主人公因为口臭失去了爱情、幸福和成功。他们看了这些，就会想办法确保类似的命运不会出现在他们身上。

虽然口臭一直伴随着我们左右，但如今口臭不再是社会公害，人们将其视为健康危害。牙医们一直在想办法解决口臭问题。越来越多的呼吸治疗中心和呼吸诊所承诺用先进的仪器如口气测量仪，帮助及时诊断和治疗口臭。

关于口臭的好消息是，专家们说，实际上患有口臭的人比起自以为有口臭的人要少得多。但是，患有口臭的人数还是很多，在美国大约有两千五百万到八千五百万的人患有口臭。食品、药品、烟草和疾病都有可能引发口臭。大多数情况下口臭是暂时的，如食用大蒜或洋葱后口腔会变臭。这些物质的挥发油①经血液吸收后会通过肺部呼出。

大部分的慢性口臭是由挥发性硫化物的烟雾产生的恶臭气体造成的，如硫化氢（像臭鸡蛋气味）、脂肪酸、氨和甲硫醇。这些气体是厌氧菌如梭杆菌、放线菌等活动后产生的副产品。这些细菌虽然在消化过程中必不可少，但相比于常人，那些有口臭的人的口腔中，这些细菌要多得多。口臭并非起源于胃，而是源于口腔。密歇根大学的研究表明舌头是这些引起口臭的细菌的主要滋生地。

若想治疗口臭，消灭那些细菌，对于那些患有“地图舌”② 的人来说是很困难的，因为这种舌头不规则的表面就像粗糙的地球一样，给消灭细菌带来了麻烦。裂缝里到处是细菌，每个小缝隙就像是一个小型的口臭制造厂。

每一年，美国人购买的防治口臭的非处方药价值一百亿美元。人们最常用的是抗菌漱口水，和效果良好的老式刮舌器。二氧化氯是另一种杀菌剂，主要用于治疗舌头短的人的口臭。未来的漱口水可能针对特定的细菌，专为某个个体特定的口腔化学成分而设。

据报道，如今对于那些不曾患口臭的人来说患有口臭是致命的，因为他们觉得很丢脸。有 20% 的人们想象出来的口臭引起了专业人士的关注，一位专家曾说，个人的顾虑若是达到了社交恐惧症的水平，那么一些人就会有自杀倾向。

可怕的事实

尽管疼痛、龋齿都被征服，但我们的口腔烦恼自古以来就存在，即牙科恐惧

---

①挥发油（Volatile Oils）又称精油（Essential Oils），是存在于植物中的一类具有芳香气味、可随水蒸气蒸馏出来而又与水不相混溶的挥发性油状成分的总称。

②地图舌：又称游走性舌炎，是舌背游走性环形病变，是一种浅层的区域性剥脱性皮炎，因其形状似地图，故又称地图舌。

症。在早期的拔牙时代，许多人完全避免与口腔保健者接触。现代研究表明，大约8%～15%的美国人患有牙科恐惧症。还有一些人表明他们有某种程度上的牙科焦虑症，或者说是害怕牙医。

这种恐惧源于何处呢？牙医是牙痛的典型代表，媒体的不断宣传只会让人们对牙医学敬而远之，然而，其实大多数的恐惧是由治疗本身造成的。一个人看过牙医后产生的创伤性体验可能会影响其终身。

恐惧也可能源于躺在牙椅上的那种失控或无助的感受。窒息的危险、作呕和尖锐的工具所产生的不切实际的恐惧也在恐惧症中扮演了一定的角色。从牙医使用的口罩和手套，到常见的卫生诊所里流行的隔离技术，都会引起人们的焦虑。

当恐惧症患者由于急诊不得不寻求口腔护理时，他们的恐惧可能会暂时消退，有时可能会退化到幼儿水平，出现短暂的精神异常，产生妄想，甚至生理紊乱，例如抗感染免疫系统不稳定、内分泌紊乱和唾液变多以及出现临床抑郁症症状等。

传统上对恐惧症患者的治疗方法是药理治疗法，即先让患者进入昏迷状态，然后再对其进行治疗，这样他们就会忘记手术过程。然而现在，行为矫正技术应用得越来越广泛。在美国有六间牙科恐惧症诊所，如列克星敦的肯塔基大学的牙科恐惧治疗网络和纽约市西奈山医疗中心的牙科恐惧症诊所，同时给这些恐惧症患者的口腔和心理问题提供了很好的治疗方法。

类似寇拉牙科焦虑量表①和西奈山牙科恐惧清单②这样的软件工具，是帮助牙医评估每一个人的独特的恐惧症以及针对治疗而设计的计划表。脱敏疗法和放松法是治疗恐惧的主要方法。经证明，这些方法的成功率已经达到了90%。

也许这些恐惧症患者知道自己并不是唯一被诊所吓坏了的人之后，他们可以得到些许安慰。为焦虑者进行治疗也是大多数牙医的压力所在。

心理胜过口腔

在行为矫正和口腔保健方面所作出的努力，充分地表明了牙医对口腔与心理方面的关注。刺激口腔软组织后产生的愉悦的潜意识感觉和/或沮丧以及焦虑的情绪，对牙医学来说具有深远的意义。

一本教科书曾说过："口腔是身体的一部分，在我们还是幼儿的时候，只要一喂吃的就会产生愉快的感觉，但是如果没有吃的或者很难吃到东西的时候，就会产生愤怒或者沮丧的情绪。口腔还涉及身体的性感觉区。嘴巴是用来表达情感的器官……如果一个人经历过牙科治疗，他就会意识到这些感受与口腔相关。例如，如果一个患者因为进食困难像婴儿一样沮丧和愤怒，那么这些感觉在看牙期

①寇拉牙科焦虑量表：Corah Dental Anxiety Scale。
②西奈山牙科恐惧清单：Mount Sinai Dental Fear Inventory。

间就会被激化，愤怒转而会指向牙医。在牙医操作过程中，也可能激活病人的性感觉，这取决于病人的感受，取决于他们对于性需求、性情感的满意度，这有可能会误导人们去看牙医。”

或者，正如《牙科实践中的精神力学》① 所说：“……口腔是一个连接内外部世界的区域，并且是唯一的局部感知区域，包括本身的内外部感知特征。口腔同时是拦截器和外部感受器。因此口腔可以被看作所有外部感知的摇篮。”

但“功能整体性牙科协会”公开宣布的教条观点却与以上说法大相径庭：“人的机体是一个整体，是由整个机体一同控制的，不能被视为一个个的组成部分。”

我们发现，牙医学比最初的口腔护理所描述的内容要复杂得多。有了这种意识后有时更便于我们处理棘手的龋洞问题，可以调节牙齿与其口腔保健者之间的爱恨关系，最终使我们的口腔与我们自己的摩尼教②完美地融合在一起。

---

①《牙科实践中的精神力学》：*Psychodynamics in Dental Practice*。

②摩尼教，又称明教、明尊教、二尊教、末尼教、牟尼教等，是公元3世纪中叶波斯人摩尼（Mani）在拜火教的理论基础上，吸收了基督教、佛教等教义所创的一个世界性宗教。摩尼教主张善与恶的二元论，认为宇宙间充满善与恶、光明与黑暗的斗争，并且有严密的教团组织和宗教制度。

鸣 谢

感谢纽约大学牙科图书馆的工作人员和设施、纽约医学院图书馆和马洛克善本室、纽约公共图书馆及其稀有书籍和手稿部、美国牙科协会图书馆和塞缪尔·哈里斯博士国家牙科博物馆，以及那些将他们的时间和知识与人自由分享的个人。特别感谢约翰·希森博士和阿莱莎·考威茨的鼓励和帮助，感谢美国牙医学史学会成员对行业遗产的重新发现和保护以及鼓舞人心的奉献。另外，深深地感激查利·斯派塞和马德琳·莫雷尔，如果没有他们，本书将是不可能完成的。